老年抑郁
社区管理实用手册

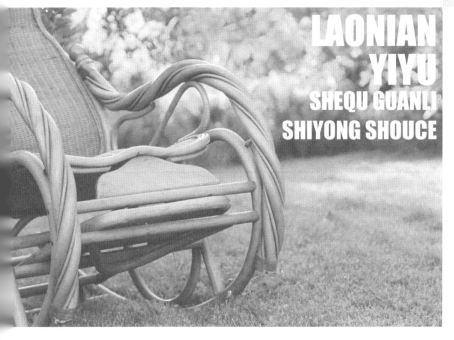

LAONIAN
YIYU
SHEQU GUANLI
SHIYONG SHOUCE

陈树林　马彦◎主编

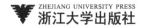

ZHEJIANG UNIVERSITY PRESS
浙江大学出版社

图书在版编目(CIP)数据

老年抑郁社区管理实用手册 / 陈树林,马彦主编
. —杭州:浙江大学出版社,2019.4
    ISBN 978-7-308-18112-9

    Ⅰ.①老… Ⅱ.①陈… ②马… Ⅲ.①老年人—抑郁
症—防治—手册 Ⅳ.①R749.4-62

    中国版本图书馆 CIP 数据核字（2018）第 062650 号

老年抑郁社区管理实用手册

陈树林　马　彦　主编

责任编辑	武晓华	
责任校对	梁　兵	
封面设计	杭州林智广告有限公司	
出版发行	浙江大学出版社	
	（杭州市天目山路 148 号　邮政编码 310007）	
	（网址：http://www.zjupress.com）	
排　　版	杭州林智广告有限公司	
印　　刷	浙江省邮电印刷股份有限公司	
开　　本	710mm×1000mm　1/16	
印　　张	13.5	
字　　数	265 千	
版 印 次	2019 年 4 月第 1 版　2019 年 4 月第 1 次印刷	
书　　号	ISBN 978-7-308-18112-9	
定　　价	48.00 元	

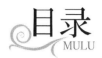

目录
MULU

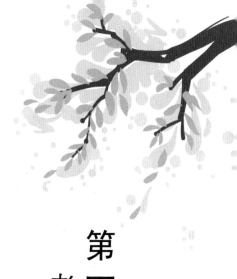

第一章

老年抑郁的现状

抑郁障碍成为影响人类健康的重大疾病

随着社会经济的稳步发展,人均寿命的不断提高,社会老龄化已经是一个很现实的话题。据《中华人民共和国 2016 年国民经济和社会发展统计公报》显示,截至 2016 年末,我国 60 岁及以上老年人口达 23086 万人,占我国总人口数的 16.7%,其中 65 岁及以上人口达 15003 万,占我国总人口的 10.8%。根据世界卫生组织所制定的标准,我国已经进入了人口老龄化社会,并成为世界上老年人口数量最多的国家。据预测,21 世纪中叶我国老年人口数量将达到峰值,超过 4 亿,届时每 3 人中就会有一个老年人。如此严峻的老龄化趋势应当引起我们的高度重视并加以深入研究。

随着个体年龄的不断增加,身体机能的不断衰退,会出现各种生理及心理疾病。其中,抑郁障碍是一个不可忽略的因素。据世界卫生组织(World Health Organization,WHO)在 2001 年发表的报告 *The world health report* 2001, *Mental Health：New Understanding，New Hope* 显示,在发达国家,抑郁障碍所产生的疾病负担(用伤残调整寿命年——DALYs[①] 来表示)排在所有疾病负担的第四位;而在发展中国家,由抑郁障碍而产生的疾病负担排在第七位(见表 1-1)。根据 WHO 的预测,到 2020 年,由抑郁障碍而产生的疾病负担将排到第二位。此外,75%～80% 的自杀者在自杀前存在明显的抑郁症状。

表 1-1 2001 年中低收入、高收入和全球疾病负担

疾病分类	发展中国家	发达国家	全球
传染性、围产期疾病	39.8	5.7	36.5
肺结核	2.6	0.1	2.3
HIV/AIDS	5.1	0.4	4.7
腹泻疾病	4.2	0.3	3.9
下呼吸道感染	6.0	1.6	5.6
围产期疾病	6.4	0.9	5.9

---

① DALYs,即伤残调整寿命年是指从发病到死亡所损失的全部健康寿命年,包括因早死所致的寿命损失年和伤残所致的健康寿命损失年两部分。DALY 是生命数量和生命质量以时间为单位的综合度量。

续表

疾病分类	发展中国家	发达国家	全球
非传染性疾病	48.9	86.7	52.6
脑血管疾病	4.5	6.3	4.7
缺血性心脏病	5.2	8.3	5.5
慢性阻塞性疾病	2.4	3.5	2.5
精神抑郁	3.1	5.6	4.3
癌症	2.5	7.6	2.8
糖尿病	1.1	2.8	1.3
伤害	11.2	7.5	10.9
交通意外	2.3	2.0	2.3
跌倒	1.0	1.0	1.0
自杀	1.3	1.7	1.3
暴力	1.3	0.5	1.2

老年抑郁障碍有较高的发病率

目前国内外的研究显示在 65 岁以上的人群中老年抑郁障碍的发病率是 10%～15%,其中重度抑郁障碍的发病率是 3%～5%。而在社区卫生服务体系中,老年抑郁的发病率高达 20%～30% (Berardi et al., 2002; Frederick et al., 2007; Gottfries, 2001)。WHO 的研究发现,重度抑郁障碍的发病率是 3%,没有达到重度抑郁障碍标准但存在明显抑郁情绪的人有 15%左右。马欣等人对北京市城区和农村的 1601 名 60 岁以上的老年人进行调查,结果发现存在重度老年抑郁障碍的比例是 4.43 %,女性高达 10.66%。而农村地区老年抑郁障碍的形势更加不容乐观。2009 年,中国疾病预防与控制中心的一项研究发现：在 2 个省 1737 名 65 岁以上的老年人中,有明显抑郁症状的占 26.5%,达到重度抑郁标准的占 4.3%。

杭州社区的研究

01 社区卫生服务体系中一般人群的抑郁障碍

Ⅰ 对象和方法

◎ 对象

对象选取从 2009 年 12 月至 2010 年 4 月就诊于杭州市社区卫生服务站的患者。采用方便抽样的方法,首先从杭州市 8 个城区中选择 5 个主城区,然后从这 5 个主城区中分别抽取 20 个社区卫生服务站(5 个城区共 100 个站点),每个站点确定 1 名护士作为该研究的数据收集者。护士在工作日抽取 30 个连续就诊的患者。入组标准:①18 岁以上(含 18 岁);②能够进行言语的沟通;③根据医疗记录不存在任何脑外伤、阿尔茨海默病、精神分裂症、物质滥用等疾病史。结果符合入组标准者共 3000 人,其中 208 人拒绝参与研究,153 人填答的调查问卷不符合要求,68 人的调查资料不完整,最终获有效样本 2571 份,应答率为 85.7%。男性 1132 人,女性 1439 人;年龄 18~69 岁,平均(44±14)岁,其中 18~34 岁 833 人,35~59 岁 1231 人,60 岁以上(含 60 岁)507 人;婚姻状况:在婚 2149 人,离异或丧偶 132 人,未婚 290 人;受教育年限:0 年 101 人,1~5 年 318 人,6~11 年 1283 人,超过 11 年 869 人;职业:全职(包括学生和军人)1489 人,非全职(即没有固定的工作)234 人,无工作(包括退休和家庭主妇)848 人;对经济满意度:满意 818 人,一般 1457 人,不满意 296 人。

◎ 工具

(1) 自编人口学资料调查表

包括性别、年龄、婚姻状况、受教育程度、职业和经济满意度等。

(2) 病人健康问卷抑郁量表(Patient Health Questionnaire Depression Module, PHQ-9)

PHQ 是社区精神障碍诊断(the Primary Care Evaluation of Mental Disorders, PRIME-MD)中针对抑郁障碍的自评版本,用来评估过去 2 周内抑郁症状出现的频率。包括 9 个条目,对应于美国《精神疾病诊断与统计手册》(第 4 版)(*The Diagnostic and Statistic Manual of Mental Disorders*-Ⅳ 重度抑郁障碍(major depressive disorder, MDD)的 9 项诊断标准:兴趣丧失、情绪低落、自我评价低、注意力障碍、自杀或自伤想法、睡眠紊乱、身体疲乏、饮食问题、精神运动性迟缓或激越,其中前 5 个条目属于精神症状,后 4 个条目属于躯体症状。每个条目采取 0 (没有出现)～3(几乎每天都出现)计分,总分等于每个条目的分数之和,得分越高,抑郁症状越严重。研究表明,得分低于 10 分者很少出现重度抑郁,而得分不低于 15 分者存在重度抑郁。因此本研究将抑郁程度划分为 3 组:无抑郁(PHQ≤9)、轻、中度抑郁(PHQ=10～14)和重度抑郁(PHQ≥15)。

◎ **统计方法**

使用 SPSS 15.0 统计软件进行分析。将样本按照抑郁严重程度的不同划分为 3 组,3 组的人口学分布状况使用描述性统计分析,使用 χ^2 检验验证是否存在显著差异。抑郁患者的症状表达采用描述性统计分析方法,为了更进一步揭示抑郁严重程度的相关因素,以人口学变量为自变量,抑郁严重程度为因变量进行有序 Logistic 回归分析。

Ⅱ **结果**

◎ **抑郁症状呈现情况**

无抑郁症状 2174 人(占 84.6%),存在抑郁症状 397 人(15.4%),其中轻、中度抑郁 279 人(10.8%),重度抑郁 118 人(4.6%)。

不同婚姻状况、受教育年限、职业和对经济满意度不同的患者在抑郁严重程度的分布上存在统计学意义上的差异,离异或丧偶、较低的受教育年限、非全职以及对自己经济不满意的患者存在抑郁症状的比例较高(见表 1－2)。

表 1－2　不同人口学特征患者在抑郁程度上的分布比较

变　量	无抑郁 ($n=2174$)	轻、中度抑郁 ($n=279$)	重度抑郁 ($n=118$)	χ^2 值[①]	P 值[②]
性别				1.37	0.506
男	950(83.9)	124(11.0)	58(5.1)		
女	1224(85.1)	155(10.8)	60(4.1)		
年龄/岁				5.33	0.257
18～34	706(84.8)	85(10.2)	42(5.0)		
35～59	1043(84.7)	142(11.5)	46(3.7)		
≥60	425(83.8)	52(10.3)	30(5.9)		

① χ^2 值:非参数检验中的一个统计量,作用是检验数据的相关性。

② P 值:即概率,反映某一事件发生的可能性大小。

续表

变　量	无抑郁 ($n=2174$)	轻、中度抑郁 ($n=279$)	重度抑郁 ($n=118$)	χ^2 值	P 值
婚姻状况				33.55	<0.001
未婚	238(82.1)	27(9.3)	25(8.6)		
离异或丧偶	95(72.0)	23(17.4)	14(10.6)		
在婚	1841(85.7)	229(10.3)	79(3.7)		
受教育年限/年				27.11	<0.01
≤6	326(77.8)	65(15.5)	28(6.7)		
7~11	1077(83.9)	148(11.5)	58(4.5)		
>11	771(88.7)	66(7.6)	32(3.7)		
职业				41.44	<0.001
无工作	706(83.3)	103(12.1)	39(4.6)		
非全职	170(72.6)	38(16.2)	26(11.1)		
全职	1298(87.2)	138(9.1)	53(3.6)		
对经济的满意度				80.12	<0.001
不满意	203(68.6)	55(18.6)	38(12.8)		
一般	1251(85.9)	153(10.5)	53(3.6)		
满意	720(88.0)	71(8.7)	27(3.3)		

◎ 有抑郁症状患者的症状检出情况

精神症状：报告在过去的 2 周内出现兴趣丧失、情绪低落、自我评价低以及注意力障碍症状的患者分别占 91.9%、98.3%、91.2%、89.2%，其中至少一半以上的天数出现"兴趣丧失"症状的患者占 49.8%，出现"情绪低落"症状的患者占 49.4%，出现"自我评价低"症状的患者占 46.9%，出现"注意力障碍"症状的患者占 48.4%。在过去的 2 周出现过自杀或自伤想法的患者占 70.5%，其中 27.5% 的患者至少一半以上的天数出现该症状。

躯体症状：在过去 2 周出现过睡眠紊乱、身体疲乏、饮食问题以及精神运动性迟缓或激越症状的患者分别占 95.2%、98.2%、95.7%、84.9%，其中至少一半以上天数出现睡眠紊乱的患者占 62.2%，出现身体疲乏症状的患者占 66.8%，出现饮食问题的患者占 55.6%，出现精神运动性迟缓或激越的患者占 41.6%。对抑郁患者的自我报告进行统计，发现在过去 2 周，一半以上天数出现躯体症状的平均人数多于出现精神症状的平均人数（分别为 56.5% 和 44.4%）（见表 1-3）。

表 1-3 有抑郁症状患者在 PHQ 项目评分上的分布($n=397$)

项 目	PHQ 项目评分			
	0	1	2	3
精神症状				
兴趣丧失	32(8.1)	167(42.1)	157(39.5)	41(10.3)
情绪低落	7(1.7)	194(48.9)	159(40.1)	37(9.3)
自我评价低	35(8.8)	176(44.3)	156(39.3)	30(7.6)
注意力障碍	43(10.8)	162(40.9)	160(40.3)	32(8.1)
自杀或自伤思想	117(29.5)	171(43.1)	86(21.7)	23(5.7)
躯体症状				
睡眠紊乱	19(4.8)	131(33.0)	187(47.1)	60(15.1)
身体疲乏	7(1.8)	125(31.5)	188(47.4)	77(19.4)
饮食问题	17(4.3)	159(40.1)	172(43.3)	49(12.3)
精神运动性迟缓或激越	60(15.1)	172(43.3)	144(36.3)	21(5.3)

◎ 抑郁严重程度相关因素的有序 Logistic 回归分析

为进一步揭示人口学变量和抑郁严重程度的相关关系,以人口学变量为自变量,抑郁严重程度为因变量,进行有序 Logistic 回归分析。结果表明离婚或丧偶、较低的受教育年限、非全职、对经济状况的不满意和抑郁严重程度相关(见表 1-4)。

表 1-4 抑郁严重程度相关因素的有序 Logistic 回归分析结果

自变量	抑郁严重程度			
	B①	Wald χ^2 值②	P③	OR(95%CI)④
性别				
男	0.08	0.53	0.466	1.08(0.87~1.36)
女				1.00

① B:偏回归系数,含义为在控制其他变量的前提下,自变量每变化一个单位,因变量的变化量。
② Wald χ^2 值:/SE 的平方,SE 为标准误。是一种类似 t 检验或 F 检验的检验指标。
③ P:即概率,反映某一事件发生的可能性大小。
④ OR(95%CI):OR 为比值比、优势比。这里指在 95% 置信区间下的 OR 值。

续表

自变量	抑郁严重程度			
	B	Wald χ^2 值	P	OR(95%CI)
年龄/岁				
18~34	0.13	0.40	0.529	1.14(0.76~1.73)
35~59	0.07	0.152	0.696	1.07(0.77~1.48)
≥60				1.00
婚姻状况				
未婚	0.28	1.93	0.165	1.32(0.90~1.95)
离异或丧偶	0.67	10.19	0.001	1.95(1.29~2.94)
在婚				1.00
受教育年限/年				
≤6	0.64	10.09	0.001	1.90(1.28~2.83)
7~11	0.38	6.64	0.010	1.46(1.09~1.95)
>11				1.00
职业				
无工作	0.12	0.55	0.459	1.13(0.83~1.54)
非全职	0.73	16.82	<0.001	2.08(1.46~2.94)
全职				1.00
经济状况				
不满意	1.07	38.04	<0.001	2.90(2.07~4.10)
一般	0.10	0.49	0.482	1.11(0.84~1.43)
满意				1.00

Ⅲ　讨论

本研究结果表明,在杭州社区卫生服务站就诊的患者中,有15.4%存在抑郁症状,其中10.8%的患者存在轻、中度抑郁,4.6%的患者存在重度抑郁。目前中国关于抑郁障碍患病率的数据存在较大差异,这可能与研究的地理位置、使用的方法和工具、社会文化等多种因素有关。本研究中抑郁症状的患病率虽然高于早年国内两次大规模的流行病学研究数据(0.46%和0.83%),但是和近期在基层医疗机构开展的部分研究数据相当。秦晓霞等对沈阳市基层医疗机构就诊患者的抑郁状况进行研究,发现11.0%的患者存在不同严重程度的抑郁障碍,其中重度抑郁、恶劣心境和其他未确定的抑郁障碍的患病率分别为3.6%,2.8%和4.1%。综合国内外现有的研究报告,使用严格的临床结构访谈得到的患病率数据通常低于筛查量表估计的数据。但是也有研究者指出,专科医生进行完全结构化的访谈时,通常会在关键问题上设定偏高的阈限,从而造成对轻、中度抑郁情况的估计不足,而且由于中国社会普遍存在对精神疾病的偏见,人们更愿意向他们熟悉的人,比如亲属或者社区卫生服务站的工作人员,表达自己情绪和思想上的痛苦。

本研究揭示了抑郁症状在不同人口学特征个体中的分布状况。离婚或丧偶、较低的受教育程度和对经济不满意的患者更容易出现较严重的抑郁症状。这和国内外的流行病学研究结果基本一致。美满的婚姻、较高的受教育程度和良好的主观经济满意度可以为患者提供一个有效的社会支持,在患者遇到困难和挫折时起到中介调节的作用,从而避免负面情绪的产生,减少抑郁症状出现的可能性。本研究还发现非全职和抑郁严重程度显著相关,这和Lu、Lee等学者的研究不一致,后者的研究虽发现没有工作会显著增加重度抑郁的患病风险,但是这些研究并没有将非全职作为职业下的一个类别。长期处于非全职状态下的个体由于缺乏稳定的工作环境和福利保障,因此可能面临更大的工作和生活压力,更容易出现较为严重的抑郁症状。此外,本研究也没有发现性别对抑郁程度的影响,这与国内外研究结果不一致。如,国外研究揭示女性患抑郁障碍的可能性是男性的2倍以上,但是近年来国内有研究表明女性和男性患抑郁障碍的比例在下降,而且性别可能和其他因素交互影响抑郁发生的可能性。

本研究对抑郁患者的症状表达进行分析,发现存在躯体化现象,患者更倾向于报告躯体上频繁的不适,如睡眠不好、身体疲惫、精力下降、胃口不好等症状。国外研究者已经揭示了亚洲人普遍存在的这种躯体化表达,他们认为亚洲人不承认心境的低落是一种疾病,更倾向于将情绪的问题通过躯体的形式表现。但是,本研究发现患者在表达自己躯体不适的同时也会暴露自己兴趣丧失和情绪低落。这可能与采用的方法有关。在本研究中,社区卫生服务站的护士作为负责人和就诊患者进行沟通,而且患者被告知这是一个一般健康情况的调查,这就可能大大减少了他们的怀疑和抵触,增加了抑郁情绪暴露的可能性。此外,随着中国社会越来越开放,民众对抑郁障碍的相关知识了解和接受程度逐渐增加,这也会提高患者表达情绪抑郁的可能性。

本研究为社区卫生服务站的医务人员及时识别、诊断抑郁障碍提供了科学的建议。对于婚姻不幸福、受教育程度不高、对经济状况不满意、反复诉说躯体不适而没有任何重大躯体疾病的就诊患者,医务人员需要保持高度警惕。对抑郁障碍患者的及早识别和尽快实施有效的干预措施可以显著减少患者的痛苦,获得良好的治疗效果,从长远的角度讲可以减少社会的疾病负担,对个人、家庭和社会均有重大意义。

02 老年抑郁在社区卫生服务体系中的现状

Ⅰ　前言

老年抑郁障碍是指存在于 60 岁以上(老年期)人群的抑郁障碍。目前有关老年抑郁的研究,大多数是从精神疾病专科服务人群或综合医院患者群体中采样。这虽能保证研究对象的依从性,提高诊断的准确性和一致性,但与真实世界存在很大偏差,不能很好地代表老年抑郁障碍群体。此外,重度抑郁障碍与轻度抑郁障碍两者是不同的疾病,还是一个疾病的连续谱,或是有部分交集?轻度抑郁障碍会不会因为一些因素的影响而转变成为重度抑郁障碍?它会自然缓解吗?这些话题在医学界存在诸多争议,急需研究来论证。芬兰 Heikkinen 博士等人从 1989 年起对337 名存在抑郁症状的社区老年居民进行了长达 10 年的随访研究,结果发现,抑郁障碍的发生率从 36.6% 上升到 44.7%,抑郁程度也明显增加,流调中心抑郁量表(CES-D)分数从 10 年前的 7.2 上升至 11.9,差异显著($p < 0.001$)。这表明,老年抑郁障碍中的轻度和重度可能是一个疾病的连续过程,然而,该研究采用自评量表 CES-D 来作诊断和症状评估,并不能很好地回答诊断问题。目前,国内还没有见到关于老年抑郁自然转归的研究。由于抑郁症状的表达具有明显的文化特性,西方国家的民众喜欢表达情绪,倾向于用情绪症状来表达抑郁;东方人国家的民众更倾向于用躯体化症状来表达抑郁,如睡眠困扰、胃口不好、疲乏无力等等。因此,本研究旨在采用更好的设计、减少采样偏差,对我国社区卫生服务人群中的老年抑郁障碍患者进行诊断和随访来观察其自然转归的过程,探讨其预测因素,为防治策略提供理论依据。

Ⅱ　对象与方法

◎ 研究对象

选取杭州市上城区一个社区 60 岁以上的所有老年人,共 1698 人。其中 117人(6.9%)拒绝接受筛查,105 人(6.2%)在筛查期间无法联络到,167 人(9.8%)由于住在医院里或者存在老年智力问题等无法完成筛查。最后入组并完成筛查的老年人有 1309 人(77.1%),完成筛查的老年人中有 34 人上交的是无效问卷,筛查阶段总的入组对象是 1275 人(75.1%)。1275 人中,女性占 55.8%,男性占 44.2%,平均年龄为 71.6±9.6 岁;217 人(17%)为小学及以下文化,333 人(26.1%)为初中文化,425 人(33.4%)为高中或中专文化,300 人(23.5%)为大专及以上文化。

◎ **研究工具**

(1) 抑郁障碍筛查与评估工具

病人健康问卷(PHQ-9)。PHQ-9 的 Cronbach's alpha 系数(目前社会科学研究最常使用的信度分析方法)是 0.91,条目与总分的相关系数是 0.68～0.81,符合美国《精神疾病诊断与统计手册》(第 4 版)重度抑郁诊断标准的特异度和敏感度分别是 0.89 和 0.75。

(2) 诊断工具

DSM-Ⅳ 的结构性诊断访谈工具(Structured Clinical Interview for DSM-Ⅳ,SCID)中文版。该问卷已在中文环境中使用很长时间,是研究中常用的诊断工具。

(3) 影响因素调查工具

① 自编一般人口学资料调查表,包括性别、年龄、文化程度、婚姻和居住状况等调查内容。② 日常生活能力量表(IADL),从"自己完全能做""有些困难""需要帮助""根本无法做"四个维度来判断老年人在使用公共车辆、行走、洗衣、洗澡、打电话等 14 项日常生活事件中的能力强度,通过 14 个题项的总分来进行评判。③ 累计疾病评估量表(Cumulative Illness Rating Scale,CIRS),评估心脏系统、血管系统、血液系统、呼吸系统、五官系统、上消化道、下消化道、肝脏系统、肾脏系统、泌尿生殖系统、肌肉骨骼系统、神经系统、内分泌等 13 个系统疾病的病情、严重程度等。④ 社交网络量表(Lubben Social Network Scale,LSNS),由 11 个项目组成,每个项目的分数从 1(0 个)到 5(9 个或更多),LSNS 的分数是将这 11 个项目分数相加得到总分。⑤ 简明健康调查问卷(12 - Item Short Form Health Survey,SF - 12),是健康状况调查问卷 SF-36 的简化版,用于评估患者发病前 1 个月内的生活质量,由 12 个条目组成,分数越高表示生活质量状态越好。

◎ **研究方法**

(1) 抑郁障碍筛查

由经过培训的社区护士和研究人员一起进行,包括 4 个步骤,首先对所有来自社区卫生服务站的 60 岁以上老年人进行知情同意后的问卷调查(人口学资料调查表和 PHQ-9),约 7 分钟;对于没有来社区卫生服务站的社区老年人,采用社区张贴告示的方式进行通知;采取上门拜访的方式对剩余的老年人进行访问和筛查;对临时外出或去向不明的老年人,通过电话进行联络以确定筛查访谈的时间。整个筛查过程在 4 个星期内完成。

(2) 诊断性访谈

采用 SCID 及相关影响因素量表,由精神科医生和护士进行,对象为所有 PHQ-9 得分 10 分以上(含 10 分)的老年人,50% 的 PHQ-9 在 5～9 分之间的老年人和 5% 的 PHQ-9 小于 5 分的老年人,经过知情同意之后进行诊断性访谈,访谈的主要地点在社区卫生服务站,小部分老年人由于各种原因采用上门访谈。对重度抑郁障碍患者,建议其本人或其监护人到专科就诊,并提供联络会诊及转诊服务,仍然纳入研究组进行随访研究。对自杀念头强烈的重度抑郁障碍患者,给其监护人提供密切关注与积极治疗的建议,并进行随访。

(3)随访

对所有接受诊断性访谈的老年人在 3 个月、6 个月和 9 个月后分别进行一次电话随访(工具为 PHQ-9 和 SF－12);12 个月后进行访谈(工具为 SCID、PHQ-9 和 SF－12)。

◎ 统计方法

所有资料先录入计算机,使用 SPSS 16.0 软件进行统计处理,对老年抑郁的患病率进行描述性分析,抑郁预测因素与抑郁之间关系采用斯皮尔曼等级相关方法(Spearman's correlation coefficient for ranked data)和 Logistic 逐步回归分析,筛选方法为 Backward,进入标准为 $P<0.05$,剔除标准为 $P>0.05$。统计学显著性水平定为双侧检验,$P<0.05$ 为差异有统计学意义。

Ⅲ　结果

◎ 老年抑郁的发生率

初测有 141 人(11.1%) PHQ-9 得分在 10 分以上(含 10 分),298 人(23.4%)为 5～9 分,836 人(65.5%)为 0～4 分。根据入组选择要求,141 人的全部、298 人中的 50% 即 149 人、836 人中的 5% 即 42 人,一共 332 人进入诊断访谈组。经过知情同意之后,有 252 人(76%)接受诊断访谈、问卷调查和随访。依据 DSM-Ⅳ 关于重度抑郁障碍(MDD)的诊断标准,PHQ-9≥10 分组($n=104$)和 PHQ-9 得分5～9分组($n=121$)中分别有 78 人、15 人符合 MDD 诊断标准,PHQ-9 为 0～4 分组中无人符合诊断标准。对 1275 名老年人中符合 MDD 诊断标准的 93 人进行抑郁症状分析,按照 PHQ-9 量表中每个条目大于 1 分进行计算,结果见表 1－5。

表 1－5　MDD 患者的抑郁症状列表($n=93$)

在过去 2 个星期,有多少时候您受到以下问题困扰?	一半以上的天数或几乎每天
a. 做事时提不起劲或没有兴趣	68%
b. 感到心情低落、沮丧或绝望	62.1%
c. 入睡困难、睡不安稳或睡眠过多	69%
d. 感觉疲倦或没有活力	71.9%
e. 食欲不振或吃太多	46.6%

续表

在过去 2 个星期,有多少时候您受到以下问题困扰?	一半以上的天数或几乎每天
f. 觉得自己很糟——或觉得自己很失败,或让自己或家人失望	47.6%
g. 对事物专注有困难,例如阅读报纸或看电视时	25.2%
h. 动作或说话速度缓慢到别人已经觉察	51.5%
或正好相反——烦躁或坐立不安、动来动去的情况更胜于平常	
i. 有不如死掉或用某种方式伤害自己的念头	32.1%

由表 1-5 可知,超过 50% 的人抱怨存在下列症状:做事情无兴趣、心情低落、睡眠困扰、疲乏无力和烦躁。另外,有 32.1% 的 MDD 老年人有自杀的念头。

◎ 老年抑郁一年的自然转归情况

完成了一年 4 个时间点的随访对象有 228 人,根据初次访谈时的 PHQ-9 得分,其中有 17 人 PHQ-9 得分为 0~4 分,命其名为低得分组;有 120 人 PHQ-9 得分为 5~9 分,命其名为中得分组;有 91 人 PHQ-9 得分≥10 分,命其名为高得分组。各组对象在一年随访过程中的症状变化过程具体见表 1-6。

表 1-6 各组对象依据 PHQ-9 得分在各个时间点的变化(单位:人)

组　　别	第 3 个月	第 6 个月	第 9 个月	第 12 个月
低得分组(n=17)				
PHQ-9 得分 0~4	13	12	11	14
PHQ-9 得分 5~9	4	5	5	3
PHQ-9 得分≥10	0	0	1	0
中得分组(n=120)				
PHQ-9 得分 0~4	51	60	56	60
PHQ-9 得分 5~9	55	47	45	49
PHQ-9 得分≥10	14	13	19	11
高得分组(n=91)				
PHQ-9 得分 0~4	4	7	4	11
PHQ-9 得分 5~9	29	24	32	22
PHQ-9 得分≥10	58	60	55	58

由表 1-6 可知,在低得分组,有 17%~33% 老年人会有一定的抑郁症状,但没有人出现明显的抑郁。在中得分组,约有 50% 的人(51~60 人)抑郁症状消失,PHQ-9 得分为 0~4;有 11% 左右(14 人左右)的人会出现明显抑郁症状,PHQ-9 得分≥

10,符合抑郁障碍的诊断标准;还有 40% 左右的人抑郁症状没有明显的变化。在高得分组,有 4%~12% 的人症状消失,PHQ-9 得分为 0~4,还有 22%~35% 的人症状严重程度下降,PHQ-9≥5~9;64% 左右的人始终持续存在明显的抑郁症状,符合抑郁障碍的诊断标准。选取初次访谈与第 12 个月的 PHQ-9 得分进行比较,得出低得分组有 17.6% 出现抑郁症状;中得分组有 50% PHQ-9 得分下降,9% PHQ-9 得分 10 分以上(含 10 分),41% 得分没有变化;高得分组中有 12% 缓解为没有明显抑郁症状,24% 抑郁症状减少,64% 持续抑郁症状明显。第 12 个月的诊断显示,228 名老年人中符合 DSM-Ⅳ MDD 诊断标准的有 78 名。

◎ **老年抑郁的风险因素**

根据目前的研究文献,老年抑郁的可能风险因素主要有年龄、性别、婚姻状况、是否独居、文化程度等人口学和社会学变量,慢性多系统疾病、日常生活能力、社会支持、生活质量、是否有抑郁发作等生理心理变量同样非常重要。根据个体对应的 PHQ-9 的得分,分析抑郁得分与各影响因素之间的相关关系,得出抑郁与性别、年龄、婚姻、居住状况及生活质量无显著相关;与文化程度、社会支持呈显著负相关 ($r=-0.15, r=-0.51$);与累积疾病、基线抑郁水平及日常能力等 3 个因素存在显著正相关(分别为,$r=0.44, r=0.71, r=0.49$)。因此,把文化程度、社会支持、累积疾病、基线抑郁水平(即初次访谈时的 PHQ-9 得分)及日常生活能力 5 个显著相关因素作为自变量,把第 12 个月的 PHQ-9 得分作为因变量(PHQ-9≥10 为有抑郁,记为 1;PHQ-9<10 分为无抑郁,记为 0),进行二分变量 Logistic 回归分析,选用向后逐步回归(backward LR),逐步剔除无关变量。引入变量的检验标准为 0.05,剔除变量显著性标准为 0.10,结果见表 1-7。

表 1-7 老年抑郁与预测因素的 Logistic 回归分析

变　量	β 系数	S.E.	P	Exp(β)	95% CI Exp(β)
常数	−0.83	0.14	0.000	0.43	0.16~1.73
基线抑郁水平	3.12	0.51	0.000	22.64	8.35~61.39
社会支持	−2.63	0.49	0.000	0.07	0.03~0.19
日常生活能力	1.56	0.52	0.002	4.77	1.73~13.15
累积疾病	1.94	0.56	0.001	6.98	2.32~20.96
文化程度	−0.98	0.28	0.021	0.55	0.21~1.43

① −2loglikelihood=155.84 对数似然估计函数值,常用来反映拟合优度;

② Cox & Snell R^2=0.69 表示方程拟合优度检验指标反映了方程对因变量变异解释的程度;

③ Nagelkerke R^2=0.80 修正的 coxs & snell R^2 统计量也反映了方程对因变量变异解释的程度 0 值越接近 1,说明方程的拟合优度越高。

表 1-7 表明,文化程度、社会支持、累积疾病、基线抑郁水平及日常生活能力

等 5 个因素对老年抑郁都有显著的预测作用。

Ⅳ 讨论

◎ 老年抑郁障碍作为重要的公共卫生问题必须引起重视

本研究以杭州市一个社区老年人为研究对象,得出老年抑郁障碍的发生率为 11.1%。根据世界卫生组织的流行病学资料,老年人群重度抑郁障碍的患病率是 3%~5%;根据浙江省 2001 年的流行病学资料,超过 8% 的人存在抑郁障碍。基于上述统计数字,以杭州市 2009 年的人口统计学资料做计算依据,660 万人口中有 16%(105 万)是 60 岁以上的老年人,老年抑郁障碍的人数应该有 3 万~5 万人。作为杭州市最大的精神卫生服务机构,杭州市第七人民医院每年接诊的老年抑郁障碍患者不到 1500 人。这表明大量老年抑郁障碍患者没有得到识别。

◎ 老年抑郁障碍患者需要治疗

一年的随访(没有进行特殊干预)结果发现,老年抑郁障碍稍有自然转归,但无明显缓解。

64% 有严重抑郁障碍的老年人和 41% 存在抑郁障碍症状的老年人在 1 年中抑郁障碍症状没有消失或减轻;没有抑郁障碍症状的老年人也有 12.7% 出现抑郁障碍症状;有抑郁障碍症状的老年人中 11% 会发展到明显的抑郁障碍。这些结果揭示,老年抑郁障碍患者需要得到有效的管理和治疗。

◎ 老年抑郁障碍的风险因素

经过系统的文献回顾,本研究选取 10 个因素:年龄、性别、文化程度、婚姻、居住状况、累积疾病、生活质量、社会支持、基线抑郁水平、日常生活能力,利用 DSM-Ⅳ 进行抑郁障碍的诊断。在第 12 个月再进行一次诊断,做 Logistic 回归分析,发现累积疾病、社会支持、文化程度、日常生活能力及基线抑郁水平等 5 个因素是其显著预测因素。累积疾病是老年抑郁障碍中最有力的预测因素,这与其他研究结果一致。躯体疾病数及疾病所造成医疗负担是预测抑郁障碍发生及其预后的重要指标。许多慢性疾病如高血压、糖尿病会使患者的生理功能部分损害,饮食、睡眠、生活方式等都会因此发生改变,这些可能导致抑郁。而患者的日常生活能力下降,日常刺激减少,可能使其记忆、思维及判断能力受损,认知功能减退,也可能导致抑郁。社会支持预测抑郁水平的证据也有很多,良好的社会支持能够减少抑郁障碍的产生。文化程度低的老人若退休后没有很好的社会功能,无法建立良好的社会沟通,没有业余爱好,没有社交圈子,孤独感和无用感就会明显增强,更易导致抑郁情绪产生。

根据 Anderson 提出的对医疗服务利用的行为模式可知,除了文化程度是不可变因素外,其他 4 个都是可变因素。这些因素相互影响,可以预测老年抑郁发作的可能性,对老年抑郁障碍的防治工作有重要的指导意义。

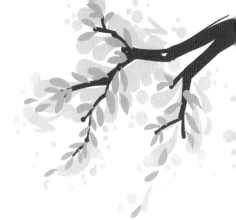

第二章

公共卫生的思考

政府公共卫生政策的思考

公共政策是公共权力机关经由政治过程所选择和制定的为解决公共问题、达成公共目标、以实现公共利益的方案。其作用是规范和指导有关机构、团体或个人的行动,其表达形式包括法律规范、行政规定或命令、国家领导人口头或书面的指示、政府规划等。公共政策是政府等公共组织管理社会公共事务的指导准则,它决定着管理活动的方向和目标。正确的政策及有效的执行,将为国民经济和社会的发展带来良好的效果;政策失误或执行不力,将导致一定的恶果。从某种意义上来说,公共政策问题是国家立法活动、司法活动、行政活动和政党活动的核心问题之一,因此受到了世界各国越来越多的重视,并加强了对它的研究。

01 公共政策的基本特征

I 公共政策的政治性与公共性

从政治性来看,公共政策作为政治系统运行的重要环节,必然要服从和服务于政治系统的意志、利益、任务和目标。政府作为掌握社会公共权力的组织机构,它制定、执行公共政策的权力是由政治系统合法授予的,因此,政府的任何政策也必须维护和巩固现行的政治统治。这就使公共政策具有了政治性的特征。从公共性来看,公共政策是政府等公共部门进行社会公共管理,维护社会公正,协调公众利益,确保社会稳定与发展的措施和手段。因此,公共政策必须立足于整个社会发展,从全社会绝大多数人的利益出发来制定和实施各种行为准则,这就是它的公共性。离开了公共性,公共政策就可能变成某些个人、团体、阶层谋取私利的工具。

II 公共政策的合法性与强制性

从合法性来看,公共政策要发挥对社会团体和个人行为的规范与指导作用,必须以公共政策作用对象的认可和接受为前提。从强制性来看,公共政策的强制性主要源于公众利益的差异性与多层次性。一项公共政策并不一定符合所有人的利益,满足了一部分人的利益,就有可能满足不了、甚至还会损害另外一部分人的利益;即使满足了绝大部分人的利益,还有可能损害一小部分人的利益;满足了人们眼前的、近期的利益,也有可能损害其长远的、根本的利益。

Ⅲ　公共政策的公平性与效率性

从公平性来看,公共政策是政府等公共部门进行公共管理的途径与手段,其根本目标是实现社会的公正与公平。从效率性来看,公共管理必须讲求效率,即尽量做到"少花钱,多办事"。这是因为:公共部门进行公共政策的制定、执行、评估,需要有一定的公共政策资源作为支撑。而在一定的时期内,在特定的条件下,政府所能提取和加以利用的公共政策资源,尤其是经费与物质设施方面的资源是有限的。与此同时,需要通过公共政策来解决的社会问题却越来越多。在这种状况下,公共政策的运行必须做到高效率。

Ⅳ　公共政策的整体性与多样性

从整体性来看,在公共管理过程中,尽管公共政策常常是针对某一特定问题制定和实施的,但这个问题往往与其他问题相互关联,相互影响,形成一个整体。希望通过制定和实施一项公共政策能完全解决某个问题,这是难以办到的。即使暂时解决了这个问题,也会带来其他方面的问题。从多样性来看,公共政策在内容方面和类型方面都是多种多样的。

Ⅴ　公共政策的稳定性与变动性

从稳定性来看,追求稳定是任何一个政治系统的基本目标。公共政策作为政治系统运行的中心、公共部门履行职能的手段和进行公共管理的途径,必须保持稳定。公共政策稳定性的前提是政策的正确性,最重要的表现是政策的连续性与严肃性。从变动性来看,公共政策既是稳定的,又是变动着的。公共部门制定和实施公共政策的目的是为了协调和平衡公众利益,而公众的利益是处在不断的变动之中的,旧有的差距和不平衡得到调整后,又会出现新的矛盾与冲突,又需要有新的政策来进行协调。

02 公共政策的基本功能

Ⅰ　制约功能

从某种意义上来说,公共政策是公共权威部门制定的有所为、有所不为的行为规则。公共政策的制约功能所要达到的目标,是禁止公共权威部门不希望发生的行为发生。公共政策在规范人们的行为时,必然要规定什么是可以做的,什么是不可以做的。

Ⅱ　导向功能

公共政策是针对社会利益关系中的矛盾所引发出来的社会问题而制定的行为准则。为解决某个社会公共问题,政府依据特定的目标,通过政策对人们的行为和事物的发展加以引导,使得政策具有了导向性。政策的导向功能,既是行为的导向,也是观念的导向,它可以引导人们的思想观念发生变化,有时甚至是根本性转变。

Ⅲ　调控功能

公共政策的调控功能,是指政府等公共部门运用政策,在对社会公共事务出现的各种利益矛盾进行调节和控制的过程中所起的作用。政策的调控功能主要体现在调控社会各种利益关系、尤其是物质利益关系方面,从而实现社会的稳定和发展。

Ⅳ　分配功能

在对公共政策进行解释的众多定义当中,有一种观点认为:"公共政策是对全社会的价值做有权威的分配。"这说明了公共政策具有对全社会的公共利益进行分配的功能。

03 抑郁障碍的公共卫生属性

抑郁障碍是精神障碍中高复发、高致残率的疾病之一,可发生于世界各个地区、延伸到社会的每一阶层的各种文化环境的各类人群中。据世界卫生组织的一项以 15 个城市为中心的全球性合作研究,调查综合医院就诊者中的心理障碍者,发现患抑郁障碍的比例高达 12%。

近三十年来,我国社会经济状况发生了巨大的变化,人们的精神心理活动也受到了巨大的影响。资料显示,抑郁障碍、焦虑障碍、成瘾及各类行为问题的患病率和发生率都有不同程度的上升。

随着一系列公共卫生危机事件的曝光与处置,国人逐渐意识到:传染性疾病能够引发一系列社会问题。尤其是 SARS、口蹄疫病、禽流感、甲型 H1N1 型流感等大面积传播性疾情接踵而至,公共卫生的重要性和紧迫性已经无法回避或轻视。

与生理性疾病相比而论,精神类疾病的治疗问题可能更加容易被忽视或延误。目前非常突出的情况是社会中普遍存在的抑郁障碍深化趋势。众所周知,抑郁症是一种常见的精神疾病,主要表现为情绪低落、兴趣减低、悲观、思维迟缓、缺乏主动性、自责自罪、饮食睡眠差、担心自己患有各种疾病,感到全身多处不适,严重者可出现自杀念头和过激反应行为。

抑郁障碍是精神科自杀率最高的疾病。抑郁障碍发病率很高,几乎每 10 个成年人中就有 2 个抑郁障碍患者,因此它被称为精神病学中的"感冒"。抑郁障碍目前已成为全球疾病中给人类造成严重负担的第二位重要疾病,对患者及其家属造成的痛苦,对社会造成的损失是其他疾病所无法比拟的。这种状况之所以能够蔓延,其主要原因是社会大众对抑郁障碍缺乏充分而科学的认识,个人与社会偏见迫使患者大多羞于承认,不愿到精神科就诊;同时中国也缺乏足够数量的合格专科医师。目前中国仅约 5% 的抑郁障碍患者曾接受过专业咨询和治疗,大量病人未能得到及时有效的诊治,导致病情恶化,甚至出现自杀率提高的社会恶果。在自杀未遂的人群中,抑郁障碍患者占 50%～70%。另外,中国男性抑郁障碍发病率为 8%～12%,女性则高达 10%～25%。

在抑郁障碍患者中,由于工作压力、人际关系、利益冲突、权力竞争、社会评价等诸多要素,使部分病人产生了一系列轻重不同的心理病症。症状较轻的会陷入失眠,整日无精打采,出现焦虑、烦躁等情绪反应。症状较重的则会垂头丧气,备受煎熬,注意力不集中,常常发呆,半夜醒来无法入睡,对工作和生活产生消极、厌恶的感觉。更为严重的则长期失眠,对工作和生活了无兴致,甚至产生轻生逃避的念头,并伴随出现头痛、发抖、恶心等身体不适症状。

出于保护个人隐私的心理或担心被单位知道后影响职位或晋升,70% 以上患抑郁障碍的人存在"有病讳医"的逃避窘迫心理,导致该群体心理疾病愈加严重。如果处置不当,很有可能引发和深化大面积的公共卫生隐患,给国民的社会生活带来诸多负面效应。

老年抑郁障碍的患病率显著高于年轻人,它严重影响老年人的生命质量,并使老年人的躯体疾病病情加重和慢性化。然而,许多老年人并未意识到抑郁障碍是一种可以治疗的疾病。而在那些知道抑郁障碍是一种心理疾病的老年人中,许多人由于担心因心理问题寻求治疗会丢面子而不愿就诊。同时,很多人对抑郁障碍的认识还停留在"人老化的正常表现"中,并未意识到为他们寻求治疗可以降低自杀的可能性。

据北京回龙观医院北京心理危机研究与干预中心近几年与其他单位的研究显示,中国自杀率最高的人群是老年人,每年至少有 10 万名 55 岁以上的老年人自杀死亡,占每年自杀人群的 36%。也就是说,每 3 个自杀的人中就有 1 个是老年人。目前,自杀已经成为我国老年人死亡原因的第十位。而在自杀死亡的老年人中,95% 的老年人都有不同程度的心理障碍,其中 40%～75% 有明显的精神抑郁。

90% 的老年自杀死亡者或自杀未遂者从未因其心理问题寻求过任何帮助,且许多人的抑郁障碍与其慢性躯体疾病并存。这些老年抑郁障碍患者没有接受必要的治疗基于以下几个原因:一是病人不知道自己的情绪问题是一种疾病,且可以治疗;二是传统观念认为老年期出现抑郁情绪是正常的;三是很多人认为患有心理问题是种耻辱,会受到别人的歧视,因而不愿意寻求治疗;四是担心因心理问题而求助的事情不能保密从而导致各种后果;五是普通医务人员不能识别伴有抑郁的病人,也常常不愿意提供心理卫生方面的服务;六是缺乏社区精神卫生服务机构及治疗费用太高。

而老年抑郁障碍及自杀其实是严重的公共卫生和社会问题。随着我国人口的迅速老龄化,老年抑郁和自杀已成为严重危害老年人群身心健康和生活质量的社会问题,同时也是全社会关注的突出的公共卫生问题。

2005年时,我国60岁以上老年人口已经超过1.43亿人。"十一五"期间,我国老龄人口快速增长,2010年时,60岁以上的老年人已达到1.7亿,约占总人口的12.5%。20年后,我国人口的期望寿命将达到80岁。再过20年,将出现我国独有的"1、2、4"人口现象。也就是说,一个25岁的劳动力,要负担两个50岁的父母和四个75岁的祖辈,家庭和社会的负担明显加重。随着我国社会老龄化进程加速,老年抑郁和自杀的危机将会提高。

第一,纯老年人家庭增加,空巢化加剧。据调查,目前我国空巢老人家庭占老年人家庭的38%。随着人们居住条件的改善,三代同堂式的传统家庭将越来越少,一对夫妇和一对夫妇一个孩子的核心家庭将越来越多,老年人的空巢化将加剧。其发展态势无疑给社会和家庭带来巨大的压力。

第二,高龄老人增长很快。目前我国80岁以上的老年人口有1450万人,到2020年将达到2600万人,这就意味着生活不能自理、带病生存的老人人数将增加。在生活照料、卫生保健、急救管理等方面给家庭和社会带来的负担加重,社会养老需求日趋迫切。

第三,在奔小康生活的过程中,老年人的精神文化需求更多更高。生活在空巢状态下的老年人常常表现得孤独、落寞,面对着曾经嬉笑满堂,如今人去楼空的家园,难免黯然神伤,甚至靠回忆来打发时光。许多老年人独自应对慢性疾病和长期病痛,独自应对经济问题和亲朋好友的故去,过着与社会隔离的生活。所有这些负性生活事件,都严重影响老年人的生活质量,容易导致心理问题。而心理问题会进一步降低个体的生命质量,也可能诱发自杀。老年人需要情感的支持和心灵的慰藉。满足老年人的精神文化需求,不仅仅是家庭范围内的事情,更是与整个社会都密切相关的。

实施精神卫生干预是控制老年抑郁和自杀的有效手段。既然老年抑郁和自杀是我国严重的公共卫生和社会问题,那么,控制老年抑郁和自杀就需要整个社会、政府、各领域、各行业的全力配合,共同建立一个有效预防抑郁障碍与自杀的心理干预网络。

以前我们对老年人的卫生服务重点是治疗躯体疾病,而现在老年人的心理健康越来越受到重视,精神卫生服务已经成为亟待解决的重要环节。负性生活事件,如躯体疾病、伤害、日常生活规律或饮食睡眠发生重大改变及经济困难,这些因素都可以使自杀者所患的抑郁障碍加重。因此,老年抑郁与自杀预防处理工作将从以下几方面开展:建立筛查项目识别高危老年人;向公众提供有关老年人心理问题和自杀问题的健康教育;培训与老年人接触密切的社区人员和社会服务机构的人员,使其具备识别高危老年人的能力;扩大和提高综合医院与社区服务机构面向老年人的心理卫生服务范围和水平;培养一批专门研究老年人心理问题的专业人员。

早期预防和治疗至关重要。这需要老年人自身、他们的子女、他们周围的邻居和朋友以及与他们有密切接触的人都认识到老年心理健康的重要性,从精神上、心理上关心老年人的生活,了解他们最细微的情绪变化,并给予及时的关怀和慰藉。

通过精神卫生干预方案的实施,延缓抑郁障碍和自杀的发生发展,一可以促进改善心理健康状况和身体功能状况,增强日常生活能力,提高老年人的生活质量;二可以显著降低卫生保健和福利负担,减少个人、家庭和社会的开支;三有助于老年人积极投身于社会生活,促进其建立积极主动的社会形象,有利于为社会贡献他们宝贵的人生经验。

社区卫生抑郁障碍管理模型成为提高治疗率的重要模式。美国于 21 世纪初期开始探索专科医生与社区卫生服务合作的心理疾病干预模式研究。美国国立精神卫生研究所从 2002 年开始资助了 3 个重要的研究项目,用于开展专科医生与社区卫生服务的合作性模型,分别是:① IMPACT 模型(Improving Mood-Promoting Access to Collaborative Treatment);② Three-Component 模型;③ PROSPECT模型(Prevention of Suicide in Primary Care Elderly:Collaborative Trail)。这三个模型都是实证性研究,研究的疾病都是抑郁障碍,采用随机对照设计,研究结果可靠。该研究陆续发表的文章向人们证实这种合作模型可以有效地提高抑郁症的诊断与治疗率,而且从长期效果看,可以降低医疗成本,减少疾病的功能残疾。随着这些模型的成功,美国开始推广这种合作性的社区卫生服务模型。《美国预防医学杂志》2007 年刊登了一篇美国国立精神卫生研究所专家小组的讨论文章,题目是《合作性的抑郁干预模型——是时候从证据走向实践》(*Collaborative Care Models for Depression-time to Move from Evidence to Practice*),充分肯定合作性社区卫生服务模型对治疗抑郁障碍的效果,呼吁在社区卫生服务中推广。美国退伍军人中心健康管理机构借鉴这种模型,建立行为健康实验室(Behavioral Health Laboratory, BHL),用于管理退伍军人中的抑郁症患者。《英国精神病学杂志》2000 年发表了一篇文章,印度的精神病学家 Jacob 博士提出发展中国家在社区卫生服务中诊治心理疾病的策略:在医学基础训练中加强心理健康技能训练,建立精神卫生专业人员与同科医生之间的桥梁,支持社区卫生工作者，与传统医学建立联系等等。随后在印度与巴基斯坦开展的研究，也把心理卫生整合到初级保健中。上述研究结果显示心理疾病患者的症状改善明显，对政府医疗资源的利用也明显低于一般常规治疗途径的患者，成本－效益分析得到肯定的结果。

04 制度分析与公共政策

建立制度分析的框架，并运用它来分析日常生活中经常碰到的具体的公共政策问题。其目的有三：一是在理论探讨的基础上对具体政策问题进行分析；二是通过对日常生活中具体政策问题的探讨来验证理论与方法的效果，并以此为基础修正制度分析的基本理论和方法；三是力图就日常具体的公共问题给出制度分析学者的看法或者政策建议。

Ⅰ　制度分析的基础

分析和评论都与特定的政策问题相关，在分析过程中都与这些分析框架有关，至少与其中的部分分析框架有关。虽然评论仅仅是学术层面上的看法，但与严格的学术理论探讨有一定的区别，它既不注重学术理论文献的综述，也不关心这些分析具体的学术意义以及学术争论的背景，而只着眼于凸显分析框架、表达思想、分析问题，尤其是分析特定的实际公共问题，并给出解决问题的可行的政策建议，或者进一步探讨的方向，是典型的政策分析。

这些政策分析和评论就是根据后果、权利和契约的评价框架，操作集体立法选择领域和制度设计分析的理论框架，运用物品类型的规范理论与实证理论，以分析和复合的人性冲动理论为基础，考虑公众、社会组织和政府的各种复杂且可能的现实政策选择，从政治、经济、道德、审美和文化等层次入手，着眼于持续发展的制度平台，综合判断，然后选择一个当前正在发生的公共问题，着眼于建设性的行动，进行政策分析和评论。

Ⅱ　个体、集体与立法分析

制度分析框架包含三个层次：个体或操作层次的分析、集体层次的分析与立法层次的分析。个体或操作层次的分析：往往分析操作的技术，主要是分析某个人的作为；集体层次的分析：落实在人与人之间的关系上；立法层次的分析：落实在制度层面上。我们用这个分析框架来分析自由的不同层次的含义。

在个体或操作层次上，自由，意味着一个人干事情的能力。权利意味着一种资格和能力。契约，在个体意义上必须基于同意且不具有强制性。抑郁障碍患者虽然都是以个体的方式存在于社会中，在不影响到其他人安全的前提下应该享有充分的自由和权利。

在集体层次上,自由涉及人与他人之间的关系,由于自由所能带来的结果有两重性,并不意味着一切善物,甚或亦不意味着一切弊端或恶行之不存在。在这种情况下,就需要在制度上确立规则,让大家无论强弱,都有充分的自由。这样,有关个人健康权和疾病管理的规则就应该建立起来。抑郁障碍患者虽然拥有了这些基本的权利,但是要保证他人不受到侵害,并确保他人基本的自由。

在立法层次上的自由,它意味着在某种规则条件下,不针对具体的人,也不针对具体的人际关系,任何人都能够有自由的制度保障。

05 抑郁障碍问题的社会属性分析

Ⅰ 对市场选择的经典经济学分析

长期以来,受市场经济的影响,西方经济学家们对物品属性的分析进行了深入的研究,逐渐形成了关于"私益物品"与"公益物品"的二元划分。美国著名经济学家萨缪尔森利用数学表达式,给两种物品下了定义。他认为,某种私益物品的总消费量等于全部消费者对私益物品消费的总和,用公式表示为:$X_j = \sum_{i=1}^{n} x_j^i$ 在此公式中,X 为最终消费品,上标 i 为消费者人数,下标 j 为私益物品投入量。Xj 是指最终消费品的 j 次私益物品投入量,显然它应该等于全体消费者 i 的总投入量。而公益物品的消费总量则等于任何一位消费者的消费量,用公式表示即:$X_k = X_{ki}$ ($k = J+1, \cdots, J+K$)。当代经济学家约瑟夫·E.斯蒂格里茨与安东尼·B.阿特金森也认为,在物品的分类方面,私益物品与公益物品处于一个序列的两个极端。在一个极端(私益物品)中,一个人的消费增加一个单位使得他人的消费减少一个单位;而公益物品在另一极端,一个人消费的增加并没有导致他人消费的减少。应该说,这一分类方法既有理论意义又有现实意义。理论上这一简单的划分有利于进行理论分析,减轻了分析的难度;现实中,公与私的划分关系到物品的供给制度安排,如私益物品的供给利用市场的制度安排,公益物品的供给则可能需要政府进行有效的安排,即带有计划经济的成分。

1. 私益物品

私益物品是我们在竞争性的市场中通过交易就能有效地转让产权的一系列物品的总称。私益物品的分配、转让在经典的经济学看来,可以通过"看不见的手"的自发调整达到合意的结果。这一机制奠基于对个人理性的假设,即对消费者来说是以有限的支出来获得最大的效用,对生产者来说就是以有限的投入来获得最大的利润,各方面努力的结果就是各个消费者剩余和各个生产者利润的充分实现。

这是经济生活中的"私"。私是市场机制的动力。一般认为私益物品具有如下特征：

（1）使用上的排他性

排他性意味着我使用了一种物品和服务，就排除了别人使用的可能性。这意味着私益物品是能够在消费者之间进行分割的。也就是说物品和服务的总量等于每一个消费者所拥有或消费的该物品和服务量的总和。私益物品的排他性是显而易见的，对整个社会来说，消费总量就是整个社会的每个人所享用的总和。

（2）消费上的竞争性

竞争性意味着如果总量保持不变，那么 A 的消费每增加一个单位，非 A 的消费要减少一个单位，两者是此消彼长的关系。即私益物品每增加一单位的消费，其边际成本不为零。也就是说每增加一个单位的私益物品的供给，就需要增加生产一个单位私益物品所需要的成本。

私益物品的这两个特征，使得市场有可能界定私益物品的产权，从而为市场竞争提供产权的基础。这时，由于严格的排他性和竞争性，只要市场是充分竞争的，不存在任何垄断，那么理性的人通过价格的信号，来对自己的成本-收益进行衡量，进而决定自己买和卖的行动，由此形成合理的供给、需求关系。此时资源配置达到最优。我们看到，在这样的机制中，其实是没有政府的位置的，政府被认为是一个既定的"外生"变量存在，不对这一机制的具体运作产生什么影响。但是，很显然，这是一种理想的状况，实际上市场的运作并没有达到这么完美的状况。经济学家们发现了市场运作的一些问题，这些问题的存在使得市场的机制失灵，抑郁障碍的发生就是一个经典的案例，它是无法用市场经济的手段和方法来解决的社会问题，因为任何个人的投入必然导致负的成本效益结果。这时就需要有一些其他的力量来进行调整，比如政府的干预。

2. 有关公益物品和政府干预的分析

第一个失灵属于被称为外部性的一般范畴之中。外部性是指一个人的行为对旁观者福利的影响。如果对旁观者的影响是有利的，就称为正外部性，如果这种影响是不利的，就称为负外部性。存在外部性时，社会对市场结果的关注除了扩大到超出市场中买者和卖者的福利之外，它还要包括受到影响的旁观者的福利。由于买者和卖者在决定需求或供给时只考虑到了对自己利益的影响，而并没有考虑他们行为对其他人的影响，所以，在存在外部性时，前述之所谓市场均衡就并不是有效率的。这就是说，均衡并没有使整个社会的总收益最大化，此现象即为市场失灵。此时，政府能够做的，就是使外部性内在化，即改变激励结构，以使买者和卖者考虑到他们行为的外部影响。第二个失灵就是"搭便车"。所谓搭便车就是得到一种物品的收益但回避了为此的支付。第三个失灵是最近经济学家才开始讨论并对现实的经济阐释产生了巨大影响的理论——"非对称信息"。一个市场的有效运作,需要买者和卖者之间有足够的共同信息。但在很多情况下,卖者知道的信息买者不一定知道,或者买者知道的没有卖者那么多;有时则相反,买者知道的卖者不一定知道。当信息不对称严重到一定程度时,就有可能导致市场功能的无法发挥,极端情况下,甚至会使整个市场都不存在。类似的情况有很多,比如卖药方比病人更清楚药的质量,看病的医生比病人更清楚自己的水平,抑郁障碍患者不知道自己的危险性,同样也不会顾及其他人受到的威胁,不对称双方的信息差实质上也是一种公益物品。这时,市场之外的制度安排就是重要的,具备了相应的知识和技能的人就可以得到政府的授权和认可,并被要求对外披露信息等。这样方能使市场继续存在并有效运作。

Ⅱ 泰坦尼克定律

泰坦尼克定律旨在说明社会等级与人们易受伤害性的关联;风险社会学说中有关主观风险和客观风险的分析旨在阐述实际存在的风险和人们认知中的风险之所以对称或者错位的原因。如果将泰坦尼克定律和风险社会学说同时纳入分析框架,我们就会发现,中国抑郁障碍流行的实际风险和风险认知都带有深刻的社会阶层烙印。从这个轨迹考察问题,我们还会看到实际风险和风险认知的重合。更为简明地讲,社会地位越低下的人们在客观意义上的易受伤害风险越大,同时风险意识中的错误知识和恐惧成分越多。造成这一重合现象的根本原因是社会分层的作用。泰坦尼克定律是分析途径的向导,风险社会学说则属于对抑郁障碍风险予以社会解释的引擎,两者为互补关系。

作为一个社会公共问题,公众对抑郁障碍的认识多点积极的态度,给抑郁障碍患者一个宽松、温暖的环境;对抑郁障碍患者的多一些关心、理解和帮助,都将会给受疾病困扰着的人们带去巨大的安慰和鼓舞,这也是治疗其他社会公共卫生问题的一剂良药。

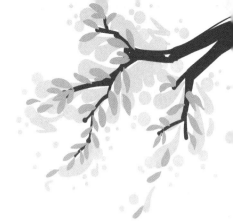

第三章

老年抑郁社区管理的工具

老年抑郁社区筛查诊断及管理工具——PHQ-9

01 PHQ-9 是社区卫生服务中心最适合的抑郁障碍筛查工具

在选择适用于社区卫生服务中心的抑郁障碍筛查工具时,执行和解释的方便性是关键。理想的抑郁筛查工具应该能提供一个便于评估而且可靠的标准来满足鉴定抑郁障碍的需要。只符合正规的抑郁障碍标准是不够的,还需要知道病人的功能是否有所损伤。相关研究指出,在社区卫生服务中心中由于要面对很多不同需求,即使临床医师从抑郁障碍筛查测试中知道了一个病人符合抑郁障碍的标准,也很难临床性地评估其功能状况。

当然,其他特性,如项目数,完成所需时间,执行模式(自评或他评),计分复杂度,计分者内部一致性,需要的特殊训练,项目特异性也是考虑工具选择的重要因素。

PHQ-9 是社区卫生服务中心中抑郁障碍筛查的最佳工具,因为它作为一个 9 个项目的量表能够同时评估抑郁障碍诊断标准和严重程度。而其他抑郁障碍的筛查诊断工具并不是严格基于正规标准的。Kroenke 及其同事将 PHQ-9 作为程度评估工具进行检查。与 Medical Outcomes Study Short Form(SF-20)相对照后,结果发现 PHQ-9 是一个可靠且有效的抑郁程度测量工具。而且由于其简短性,PHQ-9 能在病人排队等候看病时用 10 分钟甚至更少的时间完成,较少遭受拒绝,这能提高病人参与的积极性。Kathleen Ell 等(2005)研究发现,仅较少投入 PHQ-9 的应用培训,护士们就能在组织各异的家庭健康治疗系统中使用 PHQ-9 进行抑郁障碍筛查。使用像这样简短的工具,在准确评估整个病人群体诊断的同时对抑郁程度的评估变成可能,而且具有较轻的负担。一个使用 PHQ-9 良好的社区卫生服务中心的评估表明,得分≥15 分能可靠地表明符合 DSM-Ⅳ 的抑郁标准和轻度功能损伤。社区医生应该与那些检查结果为阳性(即得分≥15 分)的病人讨论他们的症状,并建议他们进行治疗。得分在 10～14 之间的病人符合抑郁障碍诊断标准,但程度较轻;要把这些病人作为重复测试或者警惕等待(watchful waiting)的候选人。

一个最近的研究表明 PHQ-9 的中文翻译版本测量的抑郁障碍在统计学上与英文版相同,它也可以被用于检测和测量不同种族或民族人群的抑郁障碍及其严重程度。Huang F Y 等发现 PHQ-9 对于居住在美国的非洲人、亚洲人、拉丁美洲人和非西班牙白人人群测量的是同一个抑郁障碍概念,而且可不经过任何修改就能有效地在这些不同的人群中检测和监控抑郁障碍。Huang F Y 等和 Chen T M 等的研究发现,PHQ-9 也适用于美国华人社区卫生服务中心的抑郁障碍筛查及指导治疗。

02 以社区人群为样本检验 PHQ-9 在中国人群中的信效度

Ⅰ 对象和方法

◎ 对象

样本来自杭州市城市社区人群,采用方便抽样法先从 5 个城区的所有社区中随机各选择 20 个社区,即 100 个社区,每个社区由社区服务中心一名责任护士在工作日连续对 30 个就诊的患者进行筛查,即 3000 名被试。入组标准是:① 年龄≥18 岁;②能够建立有效交流沟通;③ 能够独立完成或经由测试人员协助阅读后完成问卷测试。有效调查对象为 2639 人,有效率为 88%。

◎ 工具

PHQ-9(9-item patient health questionnaire):病人健康问卷抑郁量表(PHQ-9)评定患者两周内的健康状况,共有 9 个条目,分别针对 9 个不同的抑郁症状:① 愉快感缺失;② 情绪低落;③ 睡眠障碍;④ 精力缺乏;⑤ 饮食障碍;⑥ 自我评价低;⑦ 注意力障碍;⑧ 行动迟缓或烦躁不安;⑨ 消极观念。每个条目按照 0~3 分进行四级评分,分别为:① 完全不会;② 好几天;③ 一半以上的天数;④ 几乎每天。量表总分值 27 分,得分在 0~4 分为无抑郁;5~9 分为有抑郁症状;10~14 分为轻度抑郁障碍;15~19 分为中度抑郁障碍;20 分以上为重度抑郁障碍。

SCID:本研究运用中文版 SCID 量表抑郁障碍部分作为诊断抑郁障碍的黄金标准,用于检验 PHQ-9 量表的效标效度。

Hamilton Rating Scale for Depression(HRS-D):中文版汉密尔顿抑郁量表广泛在专科医院中用于评估抑郁障碍患者的症状严重程度,本研究中为了测量 PHQ-9 的聚合效度,将中文版汉密尔顿抑郁量表作为评估症状严重程度的黄金标准。

◎ 方法

第一阶段,每个入组的社区护士通过 2 天时间学习掌握 PHQ-9 的使用,在接下来 1 周里,护士对来访的满足入组标准的病人进行 PHQ-9 的访谈,当每个社区卫生站点入组病人达到 30 人即停止。最终符合统计分析的样本为 2639 人。

第二阶段,从第一阶段的 100 个社区卫生站随机抽取 10 个社区站点,由 2 名精神科专家对所有入组的病人进行 SCID 诊断,该 2 名精神科专家在诊断精神障碍的相关系数为 0.81。在第一阶段完成 2 周后对入组病人进行 PHQ-9 再测和

HRS-D 检测。最终收集 280 名被试进入统计分析阶段。

Ⅱ　结果

◎　一般资料

第一阶段 2639 名完成 PHQ-9 筛查的成年人中,男性 1160 名(44%),女性 1479 名(56%)。其中 60 岁以上老年人 423 人,占总样本量的 16%。初中以上教育程度的比例达到 70%;已婚 2207 人,占总人口 83.6%。第二阶段中 280 名被试中,男性 126 名(45%),女性 154 名(55%),一般人口学资料与阶段一无明显差距。

◎　信度

(1) Cronbach'α 系数

Cronbach'α 系数反映量表同质信度,系数的大小直接反映量表内部一致性的程度,一般认为 Cronbach'α 系数>0.7 说明具有非常高的因子内部一致性。本研究发现 PHQ-9 的 Cronbach'α 系数是 0.89,提示 PHQ-9 具有良好的内部一致性。

(2) 重测信度

PHQ-9 2 周后的重测信度为 0.76,提示该量表具有良好的时间稳定性。

◎　效度

(1) 灵敏度和特异度

在以往相关研究中,研究者一般把 PHQ-9 判定具有明显抑郁症状的临界值定为 10 分。本研究中计算 PHQ-9 的灵敏度和特异度时,我们选定了 10 分为临界值,即 10 分以上的,我们认为是有明显抑郁的人群。此时 PHQ-9 的灵敏度为 87%,特异度为 81%。表现出了很高的灵敏性和特异性。

(2) ROC 曲线分析

将 2639 人在 PHQ-9 上的得分与 DSM-Ⅳ诊断(0 或 1,1 表示诊断为阳性,0 表示阴性)的结果相对应,以 PHQ-9 的得分(连续变量)为自变量,以 DSM-Ⅳ诊断(二分变量)为应变量,作 PHQ-9 的接受者操作特征曲线(ROC Curve)。

图 2-1 是 PHQ-9 的 ROC 曲线图。可见 AUC(曲线下面积)=0.91 [0.87,0.94],表示 PHQ-9 具有良好的诊断效果。表 2-1 比较了几个关键临界值的灵敏度和特异度。从

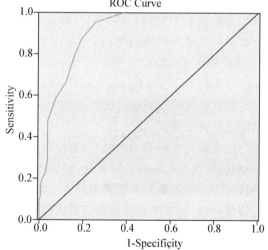

图 2-1　PHQ-9 的 ROC 曲线

该表中可以看出,当临界值为 10 分时,灵敏度为 87%,而特异度为 81%。在这个临界值处,约登指数(Youden index)最大,实验效果最佳。因而,PHQ-9 的最佳临界值为 10 分,与我们之前选定的临界值 10 分基本一致。

表 2-1 关键临界值比较

临界值	灵敏度	特异度
8.0	0.95	0.62
9.0	0.95	0.75
10.0	0.87	0.81
11.0	0.77	0.85

◎ 讨论

本次研究中,反映 PHQ-9 内部一致性的 Cronbach'α 系数为 0.89,与美国 Huang F Y 等人的研究结果(Cronbach'α=0.79~0.89)是一致的,说明该量表在不同国家人群中均具有良好的内部信度。当诊断临界值设定为 10 分时,中文版 PHQ-9 的敏感度和特异度分别为 0.87 和 0.81,高于 Kroenke K 等的研究结果,提示该量表在中国社区人群中具有较好的效度。

汉密尔顿抑郁量表(Hamilton Rating Scale for Depression,HRS-D)经常被作为一个监测临床试验结果的参照标准,但它要求在 15 至 30 分钟内完成;而且 HRS-D 的计分相当复杂,需要对主试进行严格训练,因此在常规的病人治疗机构中并不适用。蒙哥马利抑郁量表(Montgomery-Asberg Depression Rating Scale,MADRS)只有 HRS-D 的一半长,但对症状的改变有相近的灵敏度。然而,它同样需要对主试进行严格训练,而且完成所需时间也不够短。一些自我评价量表,如 21 项目的贝克抑郁问卷(Beck Depression Index,BDI)和 20 项目的杨氏自我评定抑郁量表(Zung Self-Rating Depression Scale,SDS)——也被用来测量治疗结果,但它们对症状改变的敏感度不如 HRS-D。对 SCL-20 和 20 项的 CES-D 的灵敏度则缺乏相关证据。

很多研究支持 PHQ-9 的可靠性及灵活性,并认为它可以监测随时间变化的抑郁症状,而且具有较高的信效度、特异度及灵敏度。近来,PHQ-9 作为社区卫生服务机构中一个可靠的抑郁障碍筛查工具,有很多研究证明了它能鉴定临床上重要的抑郁障碍,能对严重抑郁障碍做出准确诊断,能在时间上追踪抑郁程度,还能监控病人对治疗的反应。在用于因时间而发生变化的灵敏度方面,虽然还没有研究将 PHQ-9 与 HRS-D 进行比较,但是直到这个结果出来之前 PHQ-9 仍是一个合理的选择。

Kroenke 等指出,在临床实践或电话访谈中执行 PHQ-9 量表能够节约临床医生询问 9 个 DSM-Ⅳ 症状严重程度以评估抑郁障碍的时间。Alejandra Pinto 等（2005）的研究发现，PHQ-9 电话访谈与面对面访谈产生的结果类似，且电话访谈可作为社区卫生服务机构中评估抑郁障碍的有效途径。所以，PHQ-9 既能通过面对面访谈完成，也可通过电话访谈完成。这样就使得社区卫生服务中心筛查抑郁障碍的工作更加方便、省时省力，且使筛查不受地域、时间等的限制。

Elizabeth W. Klein 等（2005）用视觉标记阅读技术（Optical Mark Reader technology）将病人们对 PHQ-9 的答案记录到电子健康记录（electronic health record：EHR）中，结果发现这种技术具有很大灵活性和资源有效性。这能够节约筛查花费、时间和人员需求，并能很快统计出筛查结果。这样病人在等待就诊时即可完成筛查，医生在就诊时便能得到其筛查结果。

本研究的优势在于我们使用 SCID 访谈检验 PHQ-9 量表的效标效度，并且在诊断性访谈中，精神科专家完全不知道被试 PHQ-9 的分数。在整个研究过程中，拒绝或脱落的被试仅占总人数的 12%，在大样本研究中，12% 的脱落率是比较低的。本研究也有一些局限性。第一，我们在社区卫生站使用连续招募的方式收集被试，而没有采用完全随机抽取的方式，但通过站点随机和大样本的方式最大程度的降低了样本的潜在差异。第二，本研究没有覆盖农村人口，这有待后续研究来完善。

作为筛查工具，PHQ-9 在国外已被广泛应用于临床和科研。不仅如此，多项研究已经显示此量表同样能有效反应抑郁障碍病情转归和药物治疗的效果。Löwe B 等人的研究证明 PHQ-9 作为抑郁障碍病情变化指标也具有很高的灵敏度。Chen T M 等在一项针对美籍华人的研究中显示 PHQ-9 不仅可以作为抑郁障碍筛查工具，同时也可用于评估抑郁障碍治疗的效果。目前国内尚无相关资料，这有待进一步研究。

综上所述，PHQ-9 量表条目简单，可操作性强，划界分灵敏度高，是筛查和随访观察的良好工具，可以在我国社区卫生工作中推广使用。

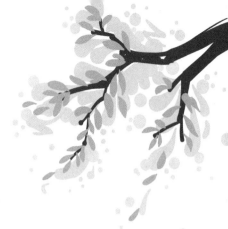

第四章　老年抑郁治疗的常用方法

抑郁障碍的治疗

　　一旦病人临床表现符合抑郁障碍的诊断标准,就应该及时采取治疗措施,包括药物治疗、职业训练、心理治疗,严重病例可采用电痉挛治疗,并进行自杀危机干预。对于非精神科专业的医生和社区的全科医生来说,可以胜任的是药物治疗和简易的心理治疗;而在抑郁障碍的治疗中,最主要的治疗方法也是药物治疗。因此,笔者在这里介绍抗抑郁药物的应用,供基层和全科医生参考使用。

01　抑郁障碍的治疗目标

　　第一,减少并最终消除抑郁障碍的各种症状和体征,最大限度减少自杀率和病残率。

　　第二,恢复心理、社会和职业功能,提高抑郁障碍患者的生存质量。参照指标为是否达到病前状态或接近所处文化群体中多数健康人群的状态,不论是客观标准还是主观满意程度。

　　第三,尽可能减少抑郁障碍的复发和再发。

02　抑郁障碍的药物治疗原则

　　抗抑郁药是当前治疗各种抑郁障碍的主要药物,能有效解除抑郁心境及伴随的焦虑、紧张和躯体症状,有效率约 $60\% \sim 80\%$ 。根据国外抑郁障碍药物治疗的规则,急性期推荐使用新型抗抑郁药,如 SSRIs、SNRIs、NaSSAs 等类药物。我国目前临床用药情况调查显示,TCAs 如阿米替林、氯米帕明、马普替林等在不少地区作为治疗抑郁障碍的首选药物。总之,因人而异,合理用药。

　　根据对抑郁障碍的基本知识和多年临床实践,抗抑郁药的治疗原则是:

　　第一,诊断要确切。

　　第二,全面考虑患者症状特点、年龄、躯体状况、药物的耐受性、有无合并症,因人而异地个体化合理用药。

　　第三,剂量逐步递增,尽可能采用最小有效量,使不良反应减至最少,以提高服药依从性。

　　第四,小剂量疗效不佳时,根据不良反应和耐受情况,增至足量(药物有效剂量的上限)和足够长的疗程(大于 $4 \sim 6$ 周)。

第五，如仍无效，可考虑换药，换用同类其他药物或作用机制不同的另一类药物。应注意氟西汀需停药 5 周后才能换用 MAOIs，其他 SSRIs 需 2 周。MAOIs 停用 2 周后才能换用 SSRIs。

第六，尽可能单一用药，应足量、足疗程治疗。当换药治疗无效时，可考虑 2 种作用机制不同的抗抑郁药联合使用。一般不主张联用 2 种以上抗抑郁药。

第七，治疗前向患者及家人阐明药物性质、作用和可能发生的不良反应及对策，争取他们的主动配合，以便患者能遵从医嘱按时按量服药。

第八，治疗期间密切观察病情变化和不良反应并及时处理。

第九，根据心理-社会-生物医学模式，心理应激因素在本病发生发展中起到重要作用，因此，在药物治疗基础上辅以心理治疗，可望取得更佳效果。

第十，积极治疗与抑郁共病的其他焦虑障碍、躯体疾病、物质依赖等病症。

03 抗抑郁药物的治疗策略

抑郁障碍为高复发性疾病，目前倡导全程治疗。抑郁的全程治疗分为：急性期治疗、恢复期（巩固期）治疗和维持期治疗，共 3 期。单次发作的抑郁障碍，50％～85％会有第 2 次发作，因此常需要维持治疗以防止复发。

Ⅰ 治疗效果的若干概念

有效：指治疗后症状部分缓解，HRS-D 评定减分率不低于 50％。

临床痊愈（完全缓解）：指症状完全消失（HRS-D≤7）。

复燃：急性治疗症状部分缓解或达到临床痊愈，因过早减药或停药后症状再现，故常需巩固治疗和维持治疗以免复燃。

复发：指痊愈后一次新的抑郁发作，维持治疗可有效预防复发。

Ⅱ 抑郁的全程治疗

（1）急性期治疗

推荐 6～8 周。控制症状，尽量达到临床痊愈。治疗抑郁障碍时，一般药物治疗 2～4 周开始起效。如果患者用药治疗 4～6 周无效，可改用同类其他药物或作用机制不同的药物。

（2）恢复期（巩固期）治疗

至少 4～6 个月，在此期间患者病情不稳定，复燃风险较大，原则上应继续使用急性期治疗有效的药物，并保持剂量不变。

（3）维持期治疗

抑郁障碍是高复发性疾病，因此需要维持治疗以防止复发。维持治疗结束后，病情稳定,可缓慢减药直至终止治疗,但应密切监测复发的早期征象,一旦发现有复发的早期征象,迅速恢复原治疗。

　　有关维持治疗的时间意见不一。WHO 推荐仅发作①次(单次发作)、症状轻,间歇期长(≥5 年)者,一般可不维持治疗。多数意见认为首次抑郁发作维持治疗的时间为 6～8 个月;有②次以上的复发,特别是近 5 年有②次发作者应维持治疗。对于青少年发病,伴有精神病性症状、病情严重、自杀风险大、并有遗传家族史的患者,应考虑维持治疗。维持的时间尚未有充分研究,一般认为 2～3 年多次复发者主张长期维持治疗。有资料表明,以急性期治疗剂量作为维持治疗的剂量,能更有效防止复发。

　　新型抗抑郁药不良反应少,耐受性好,服用简便,为维持治疗提供了方便。如需终止维持治疗,应缓慢(数周)减量,以便观察有无复发迹象,亦可减少撤药综合征。

04　抗抑郁药的临床应用

Ⅰ　抗抑郁药的分类

　　抗抑郁药物发展迅速,品种日益增多,以下是目前国内外常用的几种按功能(作用机制)划分的抗抑郁药物:

　　① 选择性 5-HT 再摄取抑制剂(SSRIs)如氟西汀等。

　　② 选择性 5-HT 及 NE 再摄取抑制剂(SNRIs)如文拉法辛。

　　③ NE 及特异性 5-HT 能抗抑郁药(NaSSA)如米氮平。

　　④ 选择性 NE 再摄取抑制剂(NRI)如瑞波西汀。

　　⑤ 5-HT 平衡抗抑郁剂(SMA)如曲唑酮。

　　⑥ NE 及 DA 再摄取抑制剂(NDRIs)如安非他酮。

　　⑦ 选择性 5-HT 再摄取激活剂(selective serotonin reuptake activators,SSRA)如噻奈普汀。

　　⑧ 可逆性单胺氧化酶抑制剂(RMAOI)如吗氯贝胺等。

　　⑨ TCAs 作为经典抗抑郁药,仍保留三环类这个名称。

Ⅱ　抗抑郁药治疗老年抑郁障碍的临床应用

　　(1) 单胺氧化酶抑制剂(monoamine oxidase inhibitors,MAOIs):包括非选择性 MAOIs 和选择性 MAOIs

　　非选择性 MAOIs:药物通过抑制 MAO 活性而减缓单胺递质(5-HT、NE、DA)的代谢,增加突触间隙的递质浓度而发挥抗抑郁效果。代表药物是苯乙肼,目前应用较少。

新一代单胺氧化酶抑制剂：代表药物是吗氯贝胺。于 20 世纪 80 年代后期至 90 年代初期用于临床，为可逆性选择性 MAOI，选择性作用于 MAO-A 型，降低 5-HT、NE 的代谢，对胆碱能系统和脑内其他递质作用不明显，与药物和食物的相互作用明显低于非选择性 MAOIs。研究证实该药治疗抑郁障碍的疗效与丙咪嗪、阿米替林、氯丙咪嗪相当，且耐受性好，而不良反应明显要低。主要为恶心、头晕、头痛、失眠、便秘，个别老年患者会在用药过程中出现血压急剧上升(220/130 毫米汞柱)的反应，停药后数日恢复正常，老年抑郁障碍应用该药物一般安全，但须检测血压以防高血压危象的发生，特别是高血压患者应慎用。

(2) 三环类抗抑郁药(TCAs)

代表药物有丙咪嗪、阿米替林、多塞平。为第一代抗抑郁药，系 20 世纪 50～70 年代末治疗抑郁障碍的主要药物。到目前，尽管各类新药不断问世，此类药物仍为我国大部分地区治疗抑郁障碍，包括老年抑郁障碍的一线药物。此类药物均具有一个三环主结构。其抗抑郁的作用机理为阻断去甲肾上腺素(NE)、5 -羟色胺(5-HT)和多巴胺(DA)的再摄取，保持突触间隙 NE 和 5-HT 的高浓度。此类药物对脑内多种神经递质如毒蕈碱 M1、α1 -肾上腺素、组胺(H1)等受体具有阻断作用，临床表现抗胆碱能反应、体位性低血压、镇静等不良反应。临床常有报道老年患者在服用 TCAs 时发生体位性低血压，易致跌倒而发生脑出血、骨折等严重后果。药物的抗胆碱能反应可致患者尿潴留，甚至膀胱破裂。便秘而致肠套叠和肠梗阻，还可引起认知功能损害等。以上不良反应多呈剂量依赖关系，如以小剂量开始(25 毫克/日或 12.5 毫克/日)，缓慢加量，采用最低有效量治疗，特别是选用以上药理作用较为缓和的多塞平，对患者还是有利的。老年人患抑郁障碍最好不选用三环类抗抑郁剂。

(3) 四环类抗抑郁药

代表药为马普替林(maprotiline)和米安舍林(mianserin)，但二者的作用机理不同，马普替林的治疗效果与三环类抗抑郁剂相似而不良反应较轻。在一项马普替林与阿米替林双盲对照研究的结果显示中、重度不良反应的发生率马普替林组明显低于阿米替林组。老年抑郁患者宜选较低剂量(50～75 毫克/日)马普替林进行治疗。米安舍林是一种突触前 α2 -肾上腺素能受体的拮抗剂，其治疗抑郁障碍的作用机理认为是通过抑制负反馈(即抑制去甲肾上腺素刺激突触前 α2 受体阻断 NE 释放)，而使突触前 NE 释放增多。临床应用显示 15～60 毫克/日米安舍林治疗抑郁障碍效果与 TCA 相当，具有一定的抗焦虑和镇静作用，且较少抗胆碱能反应，适合于老年抑郁障碍患者治疗，剂量宜低于青壮年，一般以 15～30 毫克每晚一次服用为宜，也有少数老年患者用到 60 毫克/日。常见不良反应为头晕、嗜睡。有引起粒细胞缺乏症的报道，须进行血常规监测。

（4）选择性5-HT再摄取抑制剂（SSRIs）

SSRTs是20世纪80年代问世的新一代抗抑郁药,具有疗效好,不良反应少,耐受性好,服用方便等特点。主要有氟西汀、帕罗西汀、舍曲林、氟伏沙明、西酞普兰、艾司西酞普兰。艾司西酞普兰是西酞普兰的立体异结构,它对5-HT的再摄取抑制能力几乎是西酞普兰右旋异构体的30倍或更多,在单胺再摄取机制和神经递质受体相互作用的选择性方面也更突出,研究还发现艾司西酞普兰对肝脏P450酶系的互相影响比西酞普兰右旋异构体更轻微,对可能的药物相互作用的影响亦更少。

代谢及药理作用:5-HT再摄取抑制类药物口服吸收好,不受进食影响,与血浆蛋白结合高,t1/2约20h左右(氟西汀的去甲基代谢物长达7～15天),主要经肾脏,少数从粪便排出。6种SSRIs类药物的药代动力学参数见表4-1。

表4-1　6种选择性5-HT再摄取抑制剂类药物的药代动力学参数

参　　数	氟西汀	帕罗西汀	舍曲林	氟伏沙明	西酞普兰	艾司西酞普兰
达峰时间(小时)	4～8	3～8	6～8	2～8	1～6	2～5
蛋白结合(%)	95	95	95	77	80	80
生物利用度(%)	50	50	50	50	50	80
母药t1/2(小时)	24～72	20	25	15	35	30
主要代谢物	去甲氟西汀	—	去甲舍曲林	—	—	去甲基化/去二甲基化
t1/2(小时)	168～360	—	66			
清洗期(天)	35	14	14	14	14	30
稳态时间(天)	28～35	5～7	5～7	5～7	5～7	—
活性代谢物	有	无	有	无	无	有
分布容积(升/千克)	3～40	17	20	75	12～16	12～26
血药浓度(纳克/毫升)	100～300	30～100	25～50	250	60	25～125
廓清率减少	±	+	±	+	+	+
老人t1/2改变	延长	—	同青年人	同青年人	—	略延长
肝药酶抑制						
2D6	强	强	无或甚弱	无或甚弱	无或甚弱	弱
1A2	无	无	无	强	无或甚弱	无或甚弱
3A4	弱	无或甚弱	无或甚弱	中	无或甚弱	弱
2C19	中	无或甚弱	无或甚弱	强	无或甚弱	弱

①—表示无此数据;②t1/2:药物半衰期,指的是血液中药物浓度或者是体内药物量降低到1/2所花费的时间。

主要药理作用是选择性抑制 5-HT 再摄取,使突触间隙 5-HT 含量升高而达到治疗抑郁障碍目的。它对 NE、H1、M1 受体作用轻微,相应不良反应较少。

适应证:各种类型和不同严重程度的抑郁障碍。

禁忌证:① 对 SSRIs 类过敏者;② 严重心、肝、肾病慎用;③ 禁止与 MAOIs、氯米帕明、色氨酸联用;④ 慎与锂盐、抗心律失常药、降糖药联用。

SSRIs 镇静作用较轻,可白天服药,如出现倦睡乏力可改在晚上服用,为减轻肠胃刺激,通常在早餐后服药。年老体弱者宜从半量或 1/4 量开始,酌情缓慢加量。

用法和剂量:5-HT 再摄取抑制剂类药物的推荐剂量及用法见表 4-2。若患者对一种 SSRI 无效或不能耐受,可换用另一种 SSRI 治疗。有研究表明,对一种 SSRI 无效的患者换用另一种 SSRI 有效率可达 48%~66%。

表 4-2　6 种选择性 5-HT 再摄取抑制剂类药物的推荐剂量及用法

药名	规格(毫克)	常用治疗量 (毫克/日)	最高剂量 (毫克/日)	用法	血浓度 (纳克/毫升)
氟西汀	20	20~40	60	qd	100~300
帕罗西汀	20	20~40	60	qd	30~100
舍曲林	50	50~200	200	qd	25~50
氟伏沙明	50	100~300	300	qd 或 bid	250
西酞普兰	20	20~60	120	qd	60
艾司西酞普兰	5,10	10	20	qd	25~125

不良反应:抗胆碱能不良反应和心血管不良反应比 TCAs 轻。主要有:① 神经系统:头痛、头晕、焦虑、紧张、失眠、乏力、困倦、口干、多汗、震颤、痉挛发作、兴奋、转为狂躁发作。少见的严重神经系统不良反应为中枢 5-羟色胺综合征(serotonin syndrome),这是一种 5-HT 受体活动过度的状态,主要发生在 SSRIs 与单胺氧化酶抑制剂合用,二药并用将引发"5-羟色胺综合征",其表现类似药源性恶性症候群,初期表现为:不安、激越、恶心、呕吐或腹泻;随后高热、强直、肌震颤或震颤、植物神经功能紊乱,如心动过速、高血压、意识障碍;最终可引起痉挛和昏迷。有过死亡病例报告,应引起重视。5-羟色胺综合征亦可发生在停用氟西汀不到 5 周的情况下换用 MAOIs 的时候。处理可用 5-HT 阻断剂:盐酸赛庚啶(cyproheptadine)和肌肉松弛剂,亦可注射氯丙嗪以利镇静;使用抗痉挛药可减少癫痫发作;降温、停药以及支持疗法是必需的。② 胃肠道:较常见恶心、呕吐、厌食、腹泻、便秘;③ 过敏反应:如皮疹;④ 性功能障碍:阳痿、射精延缓、性感缺失;⑤ 其他:罕见的有低钠血症,白细胞减少。

　　药物相互作用：① 置换作用：SSRIs 蛋白结合率高，如与其他蛋白结合率高的药联用，可能出现置换作用，使血浆中游离型药浓度升高，药物作用增强，特别是治疗指数低的药如华法林、洋地黄毒苷，应特别注意。② 诱导或抑制 CYP（P450）酶：CYP（P450）酶诱导剂如苯妥英，将增加 SSRIs 类药物的清除率，降低 SSRIs 类药物的血药浓度，影响疗效；而 CYP（P450）酶抑制剂，会降低 SSRIs 类药物的清除率，使 SSRIs 类药物的血浓度升高，导致毒副作用。可能与 SSRIs 类抗抑郁药相互作用的药物见表 4 - 3。

表 4 - 3　可能与 SSRIs 类抗抑郁药相互作用的药物

CYP1A2	CPY2D6	CPY3A3/4	CYP2C19
氨茶碱	去甲咪帕明	阿普唑仑	苯妥英[①]
咪帕明	利培酮	三唑仑	地西泮
咖啡因	吩噻嗪类	红霉素	环己烯巴比妥
非那西汀	氟哌丁醇	硝苯吡啶	咪帕明
华法林	可待因	皮质醇类	非那西汀
吩噻嗪类	普洛奈尔	环孢素（抗排异反应）	华法林
	奎尼丁	阿思咪唑（抗组胺药）	普洛奈尔
		酮康唑（抗真菌药）	TCAs

①为诱导剂，其余为抑制剂。

　　（5）5-HT 及 NE 再摄取抑制剂（SNRIs）

　　① 文拉法辛（venlafaxine）：为二环结构。有快速释放剂型及缓释剂型两种。具有 5-HT 和 NE 双重摄取剂抑制作用，对 M1、H1、a1 受体作用轻微。文拉法辛口服易吸收，快速释放剂型半衰期短，为 4～5 小时，故应分次服用；但缓释剂型每天服药 1 次。主要代谢产物为去甲基文拉法辛，有药理活性，与文拉法辛共同起作用。蛋白结合率低，仅为 27%，因而不会引起与蛋白结合率高药物之间置换作用。文拉法辛和其代谢产物主要经肾脏排泄。对肝药酶 P4502D6 抑制作用小，提示药物相互作用可能性较少。

　　主要适应证为抑郁障碍、伴焦虑症状的抑郁障碍及广泛性焦虑症。无特殊禁忌证，严重肝、肾疾病，高血压，癫痫患者应慎用。禁与 MAOIs 和其他 5-HT 激活药联用，避免出现中枢 5-羟色胺综合征。最小有效剂量为 75 毫克/日，治疗剂量为 75～300 毫克/日，一般为 150～200 毫克/日，快速释放剂型分 2～3 次服；缓释胶囊每粒 75～150 毫克，有效剂量 75～300 毫克/日，日服 1 次。

　　文拉法辛的安全性好，不良反应少，常见不良反应有恶心、口干、出汗、乏力、焦虑、震颤、阳痿和射精障碍。不良反应的发生与剂量有关，大剂量时血压可能轻度升高。老年人多伴有血压升高,使用时应特别注意。

② 度洛西汀(duloxetine):是一种 5-羟色胺和去甲肾上腺素的再摄取抑制剂,对多巴胺再摄取有抑制作用。对多巴胺能、肾上腺素能、胆碱能以及组胺能受体没有明显的亲和性。度洛西汀对单胺氧化酶没有抑制作用。

度洛西汀口服吸收完全,代谢广泛,代谢产物多。度洛西汀主要的生物转化途径包括结合后萘基环氧化以及进一步氧化度洛西汀。与血浆蛋白结合率高(>90%),消除半衰期大约为 12 小时(变化范围为 8～17 小时),在治疗范围内其药代动力学参数与剂量成正比。主要经肝脏代谢,对肝药酶 P4502D6 和 1A2 有抑制作用。仅有少量未经代谢的盐酸度洛西汀以原形(约占口服剂量的 1%)经尿液排出,大部分(约占口服剂量的 70%)以代谢产物形式经尿液排出,20% 经粪便排出。

度洛西汀主要用于治疗抑郁障碍。禁用于已知对度洛西汀或产品中任何非活性成分过敏的患者;禁止与单胺氧化酶抑制剂(MAOIs)联用;禁用于未经治疗的闭角型青光眼患者。剂量为 40 毫克/日(20 毫克 1 日 2 次)至 60 毫克/日(1 日 1 次或 30 毫克 1 日 2 次)。

度洛西汀最常见的不良反应包括恶心、口干、便秘、食欲下降、疲乏、嗜睡、出汗增多。该药上市时间较短,对老年患者治疗的经验较少,可遵循一般的老年人用药原则。

(6) NE 能和特异 5-HT 能抗抑郁药(NaSSAs)

NaSSAs 是近年开发的具有 NE 和 5-HT 双重作用机制的新型抗抑郁药。米氮平(mirtazapine)是代表药,其主要作用机制为增强 NE、5-HT 能的传递及特异阻滞 5-HT2、5-HT3 受体,拮抗中枢去甲肾上腺素能神经元突触 a2 自身受体及异质受体。口服吸收快,不受食物影响,达峰时间 2 小时,t1/2 平均为 20～40 小时,蛋白结合率 85%。代谢产物主要由尿和粪便排出。适用于各种抑郁障碍,尤其适用于重度抑郁和明显焦虑,激越及失眠的抑郁患者。严重心、肝、肾病及白细胞计数偏低的患者慎用。不宜与乙醇、安定和其他抗抑郁药联用。禁与 MAOIs 和其他 5-HT 激活药联用,避免出现中枢 5-羟色胺综合征。常规剂量是 30 毫克/日,必要时可增至 45 毫克/日,日服 1 次,晚上服用。老年人建议 15 毫克/日起始。本药耐受性好,不良反应较少,无明显抗胆碱能作用和胃肠道症状,对性功能几乎没有影响。常见不良反应为镇静、倦睡、头晕、疲乏、食欲和体重增加。

(7) 选择性 NE 再摄取抑制剂(NRI)

代表药物为瑞波西汀(reboxetine)。通过对 NE 的再摄取的选择性阻断,提高脑内 NE 的活性,从而具有抗抑郁作用。该药不影响多巴胺以及 5-羟色胺的再摄取,它与肾上腺素、毒蕈碱胆碱能和组胺的亲和力也较低。口服吸收快,达峰时间 2.5 小时,t1/2 平均为 12.5 小时,因而一天服用 2 次。蛋白结合率 98%,该药主要经 CYP3A4 酶代谢,代谢产物大部分由尿排出。

选择性 NE 再摄取抑制剂主要用于治疗抑郁障碍。长期用于治疗能有效预防抑郁障碍的复发。禁忌证：妊娠、分娩、哺乳期妇女；对本品过敏者；肝肾功能不全的患者；有惊厥史者(如癫痫)；青光眼患者；前列腺增生引起的排尿困难者；血压过低(低血压)患者；心脏病患者,如近期发生血管意外的患者。开始 8 毫克/日,分 2 次服用,起效时间为 2～3 周。用药 3～4 周如疗效欠佳可增至 12 毫克/日,分 3 次服用。最大剂量不超过 12 毫克/日。老年人建议小剂量起始。本药耐受性好,不良反应较少,常见不良反应为口干、便秘、失眠、勃起困难、排尿困难、尿潴留、心率加快、静坐不能、眩晕或体位性低血压。

(8) 5-HT 平衡抗抑郁药(SMA)

主要有曲唑酮和奈法唑酮两种。作用机理是阻断 5-HT2 受体,抑制 5-HT 和 NE 的再摄取。

① 曲唑酮(trazodone)：为四环结构的三唑吡啶衍生物,有相对较强的 H1、a2 受体拮抗作用,故有较强镇静作用,a2 受体拮抗可能与阴茎异常勃起有关,a1 受体拮抗可引起体位性低血压。该药口服吸收好,约 1 小时达峰,蛋白结合 89％～95％,t1/2 为 5～9 小时,老人为 11.6 小时,4 天内达稳态,主要经尿排泄。适应于各种轻、中度抑郁障碍,重度抑郁效果稍逊；因有镇静作用,适用于伴焦虑、失眠的轻、中度抑郁。低血压和室性心律失常者禁忌。起始剂量为 50～100 毫克,每晚 1 次,每隔 3～4 日增加 50mg,常用剂量 150～300 毫克/日,分 2 次服。

常见的不良反应：头疼、镇静、体位性低血压、口干、恶心、呕吐、无力,少数可能引起阴茎异常勃起。该药中枢抑制剂有增效作用,包括酒精的抑制作用,也不宜和降压药联用,和其他 5-HT 能药联用可能引起 5-HT 综合征,禁与 MAOIs 联用。

② 奈法唑酮(nefazodone)：药理作用类似曲唑酮,但镇静作用、体位性低血压较曲唑酮轻。其优点是不引起体重增加,性功能障碍也较少。口服吸收快,1～3 小时达峰,达稳态 2～5 天,t1/2 约 18 小时,蛋白结合率 99％。适用于伴有睡眠障碍的抑郁障碍患者。常用剂量 300～500 毫克/日,分 2 次口服,缓慢加量。

常见不良反应有头昏、乏力、口干、恶心、便秘、嗜睡。本药对 CYP3A4 有抑制作用,与由该酶代谢的药联用应小心。可轻度增高地高辛血药浓度,地高辛治疗指数低,两药不宜联用。

(9) NE 和 DA 再摄取抑制剂(NDRIs)

主要有安非他酮(bupropion),为单环胺酮结构,化学结构与精神兴奋药苯丙胺类似。口服吸收快,2 小时达峰,蛋白结合率 85％,消除相 t1/2 约 1.5 小时。适用于各种抑郁障碍,尤其双相抑郁障碍。癫痫和器质性脑病患者禁用,禁与 MAOIs、SSRIs 和锂盐联用。

常用剂量是 150～450 毫克/日,缓慢加量,因半衰期短,一般分 3 次口服,每次剂量不应大于 150 毫克。

常见不良反应为失眠、头疼、坐立不安、恶心和出汗。少数患者可能出现幻觉、妄想。少见而严重的不良反应为抽搐,发生率与剂量相关。本药的优点是无抗胆碱能不良反应,心血管不良反应小,无镇静作用,不增加体重,不引起性功能改变,转躁可能性小。但可能会引起精神病性症状或癫痫大发作。老年人使用时应权衡利弊。

(10) 5-HT 再摄取激动剂(SSRA)

噻奈普汀(tianeptine),商品名达体朗(Tatinol),结构上属于三环类抗抑郁药,但并不同于传统的三环类抗抑郁药,具有独特的药理作用。经过多项研究证实,噻奈普汀具有广泛的良好的抗抑郁作用,长期服用可减少抑郁的复发,对老年抑郁障碍也具有较好的疗效。可增加突触前 5-HT 的再摄取,增加囊泡中 5-HT 的贮存,且改变其活性,突触间隙 5-HT 浓度减少,而对 5-HT 的合成及突触前膜的释放无影响。口服吸收快且完全,与蛋白结合率高(约 94%),生物利用度高,半衰期较短,为 2.5小时,其代谢产物主要通过肾脏排泄。

适用于各种抑郁障碍,尤其是老年抑郁障碍。对噻奈普汀或产品中任何成分过敏的患者禁用;禁止与单胺氧化酶抑制剂(MAOIs)联用;肾功能损坏者及老年人应适当减少剂量,建议服用 25 毫克/日。较常见的不良反应有上腹疼痛、腹痛、口干、厌食、恶心、呕吐、便秘、胀气、失眠/多梦、虚弱、眩晕、头痛、心动过速等。

(11) 其他药物

① 贯叶金丝桃提取物(neurostan),商品名路优泰(neurostan),是从贯叶金丝桃中提取的一种抗抑郁植物药。它能够同时对 5HT、NE、DA 再摄取产生明显的抑制作用,并具有相似的效价。主要适用于轻、中度抑郁障碍,对焦虑症状也有效。常用剂量为每次 300 毫克,每日 3 次,疗效与马普替林、阿米替林相当,耐受性优于阿米替林。同时能改善失眠与焦虑。由于其为天然药物,即使大量服用也是安全的。在欧洲及美国,该药作为非处方用药。有严重肝肾功能不全者慎用或减量,严重过敏体质者禁用。主要不良反应是有胃肠道反应、头晕、疲劳和镇静。

② 氟哌噻吨/美利曲辛(Flupentixol/Melitracen)复方制剂,每片含相当于 0.5毫克氟哌噻吨的二盐酸氟哌噻吨,以及 10 毫克美利曲辛的盐酸美利曲辛。氟哌噻吨是一种抗精神病药,小剂量具有抗焦虑和抗抑郁作用。美利曲辛是一种抗抑郁药,低剂量应用时,具有兴奋性。此药具有抗抑郁、抗焦虑和兴奋特性。适用于轻、中度的抑郁障碍,尤其是心因性抑郁、躯体疾病伴发抑郁、围绝经期抑郁、酒依赖及药瘾伴发的抑郁。

常用剂量为每天 2 片,早晨及中午各 1 片,老年患者早晨服 1 片即可。不良反应少见,可能会有短暂的不安和失眠,长期使用可能出现锥体外系反应。大剂量长期使用突然停药会引起撤药症状。禁与单胺氧化酶抑制剂合用,宜在单胺氧化酶抑制剂停用的 2 周后,方可换用本药。常用的几种抗抑郁药的剂量范围,主要不良反应及禁忌证见表 4-4。

表4-4　常用的几种抗抑郁药

类　别	抗抑郁药	剂量范围(毫克/日)	主要不良反应	禁　忌
SSRIs	氟西汀 fluoxetlne	20～60,早餐后顿服,剂量大,可分2次服	胃肠道反应,头痛,失眠,焦虑、性功能障碍	禁与 MAOIs、氯米帕明、色氨酸等联用
	帕罗西汀 pamxetine	20～60,同上.	同上,抗胆碱能反应、镇静作用较强	同上
	舍曲林 sertraline	50～200,同上	同上	同上
	氟伏沙明 fluroxamine	50～300,晚顿服或午、晚分次服	同上,镇静作用较强	同上
	西酞普兰 atalopram	20～60,早餐后顿服,剂量大,分2次服	同上,镇静作用较强	同上
	艾司西酞普兰 escitaloprzm	10～20早餐后顿服	同上	同上
SNRIs	文拉法辛 venlafaxine	75～300,速释制剂分2次服,缓释剂早餐后顿服	胃肠道反应、血压轻度升高、性功能障碍、体重增加少	禁与 MAOIs 联用
	度洛西汀 duloxetine	40～60,分2次服,或早餐后顿服	胃肠道反应口干、疲乏嗜睡、出汗增多	禁与 MAOIs 联用
	NE/特异性 5-HT 受体拮抗剂(NaSSAs)			
	米氮平 mirtazapine	15～45,分1～2次服	镇静、口干、头晕、疲乏、体重增加、胆固醇升高,粒细胞减少(罕见)、性功能障碍少	禁与 MAOIs 联用,出现感染症状应查血象
TCAs	阿米替林 amitriptyline	50～250,分次服	过度镇静、体位低血压、抗胆碱能不良反应	严重心肝、肾病
	咪帕明 imipramine	50～250,分次服	同上	同上
	多塞平 dodoxepine	50～250,分次服	同上	同上
	氯米帕明 chlornipramine	50～250,分次服	同上,抽搐	同上,癫痫
	马普替林 maprotiline	50～225,分次服	同上,抽搐	同上,癫痫

续表

类 别	抗抑郁药	剂量范围(毫克/日)	主要不良反应	禁 忌
NRI	瑞波西汀 reboxetine	8～12,分次服	口干、便秘、失眠、勃起困难、排尿困难、尿潴留、心率加快、静坐不能、眩晕或体位性低血压	孕妇,哺乳期妇女、青光眼、前列腺增生,低血压,心脏病
NDRIs	安非他酮 bupbupropion	150～450 分次服	厌食、失眠、头痛、震颤、焦虑、幻觉妄想、抽搐。体重增加和性功能障碍少	癫痫、精神病、禁MAOIs、氟西汀、锂盐联用
SMA	曲唑酮 trazodone	50～300,分次服	口干、镇静、头晕、倦睡阴茎异常勃起	低血压、室性心律、失常
	奈法唑酮 Nefazodone	50～300,分次服	头晕、乏力、口干、恶心、镇静、便秘、体位性低血压,肝脏损伤	禁与地高辛、特非那定联用
SSRA	噻奈普汀 tianeptine	25～37.5,分次服	口干、便秘、失眠、头晕恶心、紧张	孕妇、哺乳期妇女禁与 MAOIs 药联用
MAOIs	吗氯贝胺 moclobemide	150～600,分次服	头痛、便秘、失眠、体位性低血压、肌阵挛、体重增加	禁与交感胺、SNRIs、SNRI 等药联用

Ⅲ 抗抑郁药的选用

抗抑郁药的疗效和不良反应均存在个体差异,这种差异在治疗前很难预测。一般而言,几种主要抗抑郁药疗效大体相当,又各具特点,药物选择主要取决于患者躯体状况、疾病类型和药物不良反应。表4-5列出了几种主要抗抑郁药在选择时的比较。

表4-5 几种主要抗抑郁药

类 别	抗抑郁药	抗抑郁	抗焦虑	相对毒性	不良反应	优 点	缺 点
SSRIs	氟西汀	++	+		+	停药反应少	均有性功能障碍、焦虑、失眠 t1/2 长、清洗期长、药物相互作用(2D6、3A4)

类　别	抗抑郁药	抗抑郁	抗焦虑	相对毒性	不良反应	优　点	缺　点
SSRIs	帕罗西汀	++	++		+	镇静作用较强	头疼、困倦、抗胆碱能不良反应、药物相互作用(2D6)
	舍曲林	++	++		+	药物相互作用较少	消化道症状较明显
	氟伏沙明	++	++		+	镇静作用较强	恶心
	西酞普兰	++	++		+	药物相互作用少	恶心
	艾司西酞普兰	++	++		+	药物相互作用少	恶心
SNRIs	文拉法辛	+++	++		+	重度抑郁疗效较好,药物相互作用小	焦虑、恶心、头疼、血压轻度升高、性功能障碍
	度洛西汀	+++	++		+	重度抑郁疗效较好	恶心、口干、便秘、食欲下降疲乏、嗜睡、出汗增多、药物相互作用(2D61A2)
NaSSAs	米氮平	++	++		+	胃肠道副反应少,性功能障碍少	镇静、倦睡、体重增加、粒缺罕见,如有感染应检FBC
	TCAs	++	++		+	价格便宜	不良反应较多、过量危险
NRI	瑞波西汀	++	++	++	+++	可预防抑郁障碍复发	低血压、药物相互作用(3A4)
SMA	曲唑酮	+	++	+	+	改善睡眠,抗焦虑	镇静、头晕、低血压、阴茎异常勃起
	奈法唑酮	++	+++	+	+	改善睡眠,抗焦虑,性功能障碍少	镇静、肝脏损害、药物相互作用(3A4)

续表

类 别	抗抑郁药	抗抑郁	抗焦虑	相对毒性	不良反应	优 点	缺 点
NDRIs	安非他酮	++	+	++	+	转躁少,性功能障碍少	过度兴奋、抽搐、失眠、恶心、头痛、震颤、精神病性症状
SSRA	噻奈普汀	++	++		+	抗焦虑,无镇静作用,性功能障碍少	口干、恶心
MAOIs	吗氯贝胺	+	+	+	+	无镇静作用,无性功能障碍	头疼、失眠、焦虑、药物相互作用

①表中+表示轻度,++表示中度,+++表示重度。

抗抑郁药的选用,要综合考虑下列因素:① 既往用药史:如有效仍可用原药,除非有禁忌证。② 药物遗传学:近亲中使用某种抗抑郁药有效,该患者也可能有效。③ 药物的药理学特征:如有的药镇静作用较强,对明显焦虑激越的患者可能较好。④ 可能的药物间相互作用:有无药效学或药代学配伍禁忌。⑤ 患者躯体状况和耐受性。⑥ 抑郁亚型:如非典型抑郁可选用 SSRIs 或 MAOIs,精神病性抑郁可选用舍曲林。⑦ 药物的可获得性及药物的价格和成本问题。

Ⅳ 对老年抑郁障碍的治疗建议

抑郁障碍是老年最常见的精神障碍,国内资料表明,老年情感性精神病患病率为 0.34%,进一步研究发现老年人的自杀和自杀企图有 50%~70%继发于抑郁障碍、孤独和歧视,生离死别和躯体疾病等主要原因。老年抑郁障碍的病因可能既与机体老化(特别是大脑的老年性退行性改变)有关,也与老年频繁遭受的精神挫折有关。尽管各种抗抑郁药物适用于治疗老年抑郁障碍患者,但在药物选择中需要考虑以下问题。患者方面:首先要对患者进行仔细的医学检查,看是否有营养不良,有无躯体疾病,特别是有无心血管疾病;询问有无药物过敏史,对药物的耐受性如何;以及抑郁症状的临床特点,即有无激越、行为问题、迟滞、睡眠障碍、食欲减退等;以及家庭支持系统如何,有无家人照顾,能够保证药物治疗的依从性等;药物方面:包括药物作用特点、主要不良反应、给药方式、用药的安全性等。社会因素:药品价格患者能否承受。

对于老年患者用药首选的原则应是:① 半衰期较短便于剂量调整。② 无活性代谢产物。③ 与其他药物相互作用较少。④ 疗效确定。⑤ 不良反应轻,特别是少有心血管不良反应及抗胆碱能不良反应。⑥ 用药方便,以每日 1 次口服给药为佳。根据以上选药原则和上述各类抗抑郁药特点,推荐 SSRIs 和其他新型抗抑郁药作为老年抑郁患者的首选治疗药物。如患者病情比较严重或伴有明显的迟滞或激越者可选用具有镇静作用的抗抑郁药或小剂量第二代抗精神病药。

由于老年人对药物的吸收、代谢、排泄等能力较低下,血药浓度往往较高,故可能发生严重的不良反应。另外,由于老年人对抗抑郁药的敏感性明显高于青壮年,因此老年人的剂量应为青壮年剂量的 1/3～1/2 为宜。

(1) 伴有明显激越的抑郁障碍的治疗

抑郁障碍患者可伴有明显激越,激越是女性围绝经期抑郁障碍的特征。伴有明显激越和焦虑的抑郁障碍患者往往病情较为严重,药效治疗起效较慢,且疗效较差,较容易发生自杀。在治疗中可考虑选用有镇静作用的抗抑郁剂,如 SSRIs 中的氟伏沙明、帕罗西汀,NaSSAs 中的米氮平,SMA 中的曲唑酮,以及 TCAs 中的阿米替林、氯咪帕明等,也可选用 SNRIs 中的文拉法辛。在治疗的早期,可考虑抗抑郁药合并苯二氮卓类的劳拉西泮(1～4 毫克/日)或氯硝西泮(2～4 毫克/日)。当激越焦虑的症状缓解后可逐渐停用苯二氮卓类药物,继续用抗抑郁剂治疗。抗抑郁药治疗的原则和一般的抑郁障碍的治疗相同,保证足量足疗程。

(2) 伴有强迫症状的抑郁障碍的治疗

抑郁障碍患者可伴有强迫症状,强迫症的患者也可伴有抑郁,两者相互影响。有人认为伴有强迫症状的抑郁障碍患者预后较差。药物治疗常使用 TCAs 中的氯咪帕明,以及 SSRIs。通常使用的剂量较大,如帕罗西汀 60 毫克/日、氟伏沙明 200～300 毫克/日、舍曲林 150～250 毫克/日、氯咪帕明 150～300 毫克/日。

(3) 伴有精神病性症状的抑郁障碍的治疗

在抑郁障碍的基础上,患者可能伴有幻觉、妄想、阳性思维形式障碍或木僵等精神病性症状。有人认为这是一种独立的亚型,患者家族中患有精神病性抑郁的比率较高,且较非精神病性抑郁障碍更具有遗传倾向。

使用抗抑郁药物治疗的同时,可合并第二代抗精神病药或第一代抗精神病药物,如利培酮、奥氮平、喹硫平及舒必利等,剂量可根据精神病性症状的严重程度适当进行调整,当精神病性症状消失后,维持治疗 1～2 个月,若症状未再出现,可考虑减药,直至停药,减药速度不宜过快,避免出现撤药综合征。

(4) 伴有躯体疾病的抑郁障碍的治疗

伴有躯体疾病的抑郁障碍,其抑郁症状可为脑部疾病的症状之一,如脑卒中;抑郁症状也可能是躯体疾病的一种心因性反应;也可能是躯体疾病诱发的抑郁障碍。躯体疾病与抑郁症状同时存在,相互影响。抑郁障碍常常会加重躯体疾病,甚至使躯体疾病恶化,导致死亡,如冠心病、脑卒中、肾病综合征、糖尿病、高血压等。躯体疾病也会引起抑郁症状的加重。故需有效地控制躯体疾病,并积极地治疗抑郁。抑郁障碍的治疗可选用不良反应少,安全性高的 SSRIs 或 SNRIs 药物。如有肝肾功能障碍者,抗抑郁药的剂量不宜过大。若是躯体疾病伴发抑郁障碍,经治疗抑郁症状缓解,可考虑逐渐停用抗抑郁药。若是躯体疾病诱发的抑郁障碍,抑郁症状缓解后仍需继续治疗。

(5) 难治性抑郁障碍的药物治疗

增加原有的抗抑郁药的剂量,至最大治疗剂量的上限。在加药过程中应注意药物的不良反应,有条件的,应监测血药浓度。但对 TCAs 的加量,应持慎重态度,严密观察心血管的不良反应,避免过量中毒。

具体联用方案为:① 抗抑郁药合并锂盐:锂盐的剂量不宜太大,通常在 750～1000 毫克/日。一般在合用治疗后的 7～14 天见效,抑郁症状可获缓解。注意监测血锂浓度。② 抗抑郁药与抗癫痫药联用:如丙戊酸钠(0.4～0.8 毫克/日)、卡马西平(0.2～0.6 毫克/日)。③ 抗抑郁药与第二代抗精神病药物联用:如利培酮(1～2 毫克/日)、奥氮平(5～10 毫克/日)、喹硫平(200～400 毫克/日)等。④ 抗抑郁药与坦度螺酮联用:坦度螺酮的剂量逐渐增至 20～40 毫克/日,分 3 次口服。⑤ 抗抑郁药与甲状腺素联用:口服三碘甲状腺素(T3)25 克/日,1 周后加至 37.5～50 克/日。可在 1～2 周显效。疗程 1～2 个月。不良反应小,但可能有心动过速,血压升高,焦虑、面红。有效率约 20%～50%。⑥ 抗抑郁药与苯二氮卓类(BZD)联用:可缓解焦虑,改善睡眠,有利于疾病康复。⑦ SSRI 与 SARI 联用:如白天用 SSRIs,如氟西汀,晚上服用 SARI,如曲唑酮。⑧ SSRI 和 SNRI/NaSSA 联用:两药联用对部分难治性抑郁障碍患者有效,剂量都应比常用的剂量小,加量的速度也应较慢,同时严密观察药物的不良反应。⑨ SNRI 和 NaSSA 联用。

V 联合用药

一般不推荐 2 种以上抗抑郁药联用,但对难治性病例在足量、足疗程、同类型和不同类型抗抑郁药治疗无效或部分有效时才考虑联合用药,以增强疗效,弥补某些单药治疗的不足和减少不良反应。联合用药的方法详见难治性抑郁障碍的药物治疗建议。

VI 药物的过量中毒及处理

抑郁障碍患者常有消极悲观厌世观念,有意或误服过量的抗抑郁药以及中毒时有发生,抗抑郁药中以 TCAs 过量中毒危害最大,一次吞服 2.5 克即可致死,尤其是对于老人和儿童。其他抗抑郁药危险相对较小。

◎ 临床表现

TCAs 过量中毒的临床表现主要为神经、心血管和外周抗胆碱能症状(阿托品中毒症状)、昏迷、痉挛发作、心律失常,还可有兴奋、谵妄、躁动、高热、肠麻痹、瞳孔放大、肌阵挛和强直,反射亢进、低血压、呼吸抑制、心搏骤停而死亡等。

◎ **处理原则**

关键在于预防,TCAs 一次门诊处方量不宜超过 2 周,并需嘱咐家人妥善保管。治疗中应提高警惕,及早发现和积极治疗。处理方法包括支持疗法和对症疗法。如发生中毒,可试用毒扁豆碱缓解抗胆碱能作用,每 0.5～1 小时重复给药 1～2 毫克。及时洗胃、输液、利尿、保持呼吸道通畅、吸氧等支持疗法。积极处理心律失常,可用利多卡因、普洛奈尔和苯妥英钠等。控制癫痫发作,可用苯妥英钠 0.25 克肌注或地西泮 10～20 毫克缓慢静注。由于三环类药物在胃内排空迟缓,故即使服入 6 小时以后,洗胃措施仍有必要。

05 抑郁障碍的心理治疗

老年期诸多的社会心理因素对疾病的发生、发展,转归都有很大影响,如老年人的适应能力相对薄弱,面对生活节奏加快,社会结构改变,思想观念的变化,人际关系和家庭关系出现新的紧张因素,都可能会出现种种适应障碍或心理问题。当老人因自己各种心身功能的变化或躯体疾病或社会问题,诸如工作、生活、人际关系严重受挫、婚姻家庭的困惑、或亲人老友去世等危机事件的发生而引起精神焦虑紧张,精神紊乱、剧烈的心理矛盾以致消极悲观、有自杀意念时,均需进行心理干预,给予精神上的慰藉,引导他们面对现实、度过难关,使他们感到生活有意义而愉快起来。在患者临终时也要用支持疗法使他们平静地离去。因此,重视老年期的心理卫生,预防老年期心理障碍,开展老年人的心理咨询和心理治疗,已成为社会迫切需要的医疗服务项目之一。

对于抑郁障碍的老年患者来说,心理治疗的地位十分重要。通过治疗可使患者及家属正确认识疾病,提高治疗依从性;改变不适应的思维及行为方式,提高总体疗效;最大限度地使患者达到心理社会功能和职业功能的康复;协同抗抑郁药维持治疗,预防抑郁障碍的复发。尤其适用于轻度抑郁焦虑或疾病恢复期,一般与药物治疗配合使用。可选用的方法有:支持性心理治疗、精神动力学治疗、认知行为治疗、人际关系心理治疗、家庭治疗或家庭干预、怀旧或回顾生命疗法等。

对老年抑郁患者进行心理治疗应注意下列几个方面:

(1) 结合老年人的心理状态

对老年人实行心理治疗,应结合老年人的心理状态,在技术上作适当的调整。一般对老年人的心理治疗以支持性心理治疗为基本模式,配合认知治疗、行为治疗,较少使用分析性的治疗模式。因为过多地面对自己的情绪或欲望的挣扎,不但对老年人帮助较少,有时还会增加不必要的心理痛苦,导致多余的心理负担。

(2) 结合老年人的兴趣

人老以后,由于与他人及外界接触减少,对别人的关注与兴趣也降低,只关心自己以及与自己直接有关系的事。结合老年人的这种心理状态，心理治疗性会谈上，医生要倾向于跟他们聊他们感兴趣的话题，谈他们的子女儿孙等。只有针对他们所关心的事，才能引起他们的兴趣，才能引导他们接受治疗上的劝告和建议。

（3）注意老人的身心状态

首次门诊会谈要花费较多的时间，对患者进行生物、心理、社会因素的综合评估，还要向家属了解情况，对于有躯体问题的患者，第一次门诊时最好按常规对患者进行躯体检查，如听心肺、量血压、测脉搏、进行神经系统的检查等，这样既可以全面了解患者情况，又能使患者放松。同时要抽出时间与患者单独会谈，耐心听取他们的述说，一方面表现对患者独立性的尊重，另一方面也可以获得家庭成员在场时不能得到的信息。当医生掌握了较全面的资料后，对于他们的躯体症状要仔细做鉴别诊断，尽力区别是器质性的还是功能性的障碍，以免延误治疗。并与家属一起制订切实可行的躯体疾病治疗和心理治疗的计划，以获得家庭对治疗计划的支持和帮助。

（4）重视老人的现实需要

由于老年人身心各方面都遇到多方面的限制，治疗上应多帮助老人适应这些限制，不能一概地否定或批评他们。医生需要实际地帮助他们如何面对日常生活，如何跟家人来往和相处，如何应付生活上的功能障碍。如对患者的不出门、不想做任何事，不能采取一味地指责，让他们"多做点"，而应该让老伴多花时间边劝解边陪伴他出去散步、走亲戚或是带他去选购换季的衣服，这样患者的症状会改善，忧虑也会减少。因此，真正的目标应是帮助他们面对现实完成心愿，要对老人提供帮助，应按他们现有的能力以达到其生活需要。

06 抑郁障碍的电痉挛治疗

电痉挛治疗（electric convulsive therapy，ECT）是以短暂适量的电流通过大脑，引起患者意识丧失，皮层广泛性脑电发放和全身性抽搐，以达到控制精神症状的一种治疗方法。传统的 ECT 在引起全身抽搐的同时，可以造成心脏功能负荷加重，持续呼吸停止，过度的骨骼肌运动导致骨折等，这些副作用制约了 ECT 在老年患者中的应用。改良的 ECT 是在通电前加用静脉麻醉药和肌肉松弛剂，在通电后不发生抽搐或抽搐明显减轻，使患者无恐惧感，易被患者接受，也称为无抽搐 ECT。可以用于老年人，特别适用于有强烈自杀观念急需快速控制的病情；以及极度兴奋躁动者；拒食、违拗和紧张性木僵者；对抗抑郁药无效或因某些原因不能耐受抗抑郁剂引起的不良反应者。

老年人中 ECT 治疗对缓解抑郁有疗效确定见效快的特点，不失为一种可用的治疗方法,一般为一周 2～3 次,2～3 周症状基本缓解,其后加用药物巩固治疗。虽然无抽搐 ECT 无绝对禁忌证,但有些疾病可增加治疗的危险性,应高度注意,主要包括:使颅内压增加的颅内疾病、颅内出血、心功能不稳定的心脏病、出血或不稳定的动脉瘤畸形、视网膜脱落、导致麻醉危险的疾病等。

07 典型案例

李某,女,71 岁,大专学历,已婚,退休,性格外向,家庭中无精神病史,既往有高血压史。因失眠,不想做事,少语,来诊。

病人称 3 个多月来,睡眠不好,难以入睡,什么事也不想做,不感兴趣,不想说话,怕烦,易紧张。曾在当地医院诊治过,诊断为神经症,服用过中西药未见好转。

体检及神经系统检查无殊。

精神检查:患者面容愁苦,双眉紧锁,呆坐,无主动语言,回答简短,缓慢,但切题。

问:看你很不高兴,心里想什么?

答:想死。

问:为什么?

答:啥也干不了,是多余的人,没用了。

问:你心情如何?

答:郁闷,只想死。

问:你走这条路会让你的丈夫、儿女亲人多难过,你想过吗?

答:我也想过,想到自己如果死了,丈夫孤苦伶仃一个人,孙子没了奶奶,上学谁接送,一想到这点也就放弃了。

问:你这种心情早晚都一样吗?

答:早上更不好,感到这一天很难过,晚上好些。

问:你睡眠好吗?

答:胡思乱想,1～2 小时还没睡着,迷迷糊糊睡着后,3、4 点就醒了。

问:邻居同事对你好吗?

答:我觉得都看不起我。

问:你怎么知道人家看不起你?

答:从表情上看出来。

问:他们为什么看不起你?

答:他们比我强,我什么也不如他们。

问:哪些地方不如他们?

答：干活慢，一干活就累，干得不好。啥也不能干，光想躺着坐着，没力气。儿女回来吃饭，我饭也烧不来了，急死。

问：还有吗？

答：脑子不管用，自己变笨了。

问：脑子怎么不管用？

答：见到人时脑子空空的，不知说什么好，觉得没什么好说，所以我就不出门，少讲话。

问：你以前有什么爱好？

答：看电视，看报，逛超市。

问：现在呢？

答：现在啥也不喜欢了，提不起劲，也看不进去，听到声音就烦。

问：吃饭如何？

答：不想吃，不饿。

问：你这样不是要瘦了吗？

答：这几个月轻了5~6斤。

问：你听到过什么与你有关的声音吗？

答：没听到过什么声音。

问：你觉得你与我说的这些情况是病吗？

答：我想可能是吧！我原先不是这样的。

◎ **病例分析**

此例病人，病程已3个月，通过病史及精神检查，发现存在以下症状：

① 心境低落：心情郁闷，反复出现想死的念头，具有早重晚轻的节律变化。

② 兴趣丧失：无愉快感，不能感受到客观事物具有的欢乐。

③ 思维障碍：思考困难，思维迟缓，自我评价低下，自卑观念，内疚自责。

④ 意志行为障碍：精力丧失，意志活动减退，疲劳无力，懒言懒动，行动迟缓。

⑤ 睡眠障碍：入睡难，早醒。

⑥ 饮食障碍：食欲减退，体重下降。

⑦ 自知力部分存在。

以上症状已严重影响其生活、社交，病人感到痛苦。

诊断：抑郁障碍、中度抑郁，不伴精神病性症状。

治疗：给予左洛复，前4天每日半片，第5天起每日一片；阿普唑仑早、中各1/2片，晚上1片等治疗。

治疗半月后病情好转，不再想死，自觉心情好一点，但仍提不起兴趣，睡眠状况及食欲欠佳。改服左洛复每日2片，阿普唑仑每晚1片，增服再普乐每晚1/2片。

治疗一月后复诊,病情明显好转,面带笑容,与首次就诊判若两人,心情已恢复至病前,再无消极念头,能看电视阅读报纸,与丈夫一起去菜场买菜,睡得好,饭也吃得多了。维持左洛复每日 2 片,再普乐每晚 1/2 片,停用阿普唑仑每晚 1 片。现已坚持服药一年半,未再发病。可考虑渐减药量。

老年心理健康的教育工具包

老年人可能会经历许多不同的心理健康问题,而有一些问题出现得较为普遍。如果你有这一方面的问题或认为身边的朋友可能患有抑郁障碍,你可以联系当地的心理健康机构,例如社区卫生服务站。

01 抑郁障碍

抑郁障碍是一种常见的心理健康问题。我们绝大数都听说过有人被诊断为抑郁障碍,但我们不能完全理解这个诊断意味着什么。接下来的内容会提供一些抑郁障碍的基本知识。

I　抑郁障碍的症状

最近你的朋友、家人或邻居是否感到很抑郁? 他或她是否逐渐失去做事情的兴趣,特别是曾经对他们很重要或很喜欢的事情? 他们这种悲伤的状态已经持续一段时间了吗? 这就可能是患了抑郁障碍。然而需要注意的是在通常情况下,悲伤不等同于抑郁障碍。如果他或她有以下这样的经历,就很可能得了抑郁障碍:

睡眠变化:

(1) 入睡困难

(2) 半夜醒来后无法入睡

(3) 睡得太多

精力变化:

(1) 整天感觉累

(2) 感觉精力没以前旺盛

(3) 感到紧张或坐立不安

食欲变化:

(1) 食欲下降

(2) 吃东西感觉没有味道

(3) 食欲增大,体重增加

悲伤的情绪:

(1) 绝大多数时间甚至每天都感到悲伤或抑郁

(2) 有绝望或无价值感的情感体验

受困思想:

(1) 难以做决定

(2) 希望自己死去

(3) 有考虑过自杀

(4) 注意力集中有障碍

人格变化:

(1) 变得暴躁

(2) 失去动力

(3) 容易发脾气

如果你熟悉的人出现以上一项或全部的变化,他或她就可能患了抑郁障碍。

Ⅱ 老年抑郁障碍的患病率

根据美国国立精神卫生研究院 1999 年的报告显示:年龄在 55 岁以上且生活自理的美国老年人中,患抑郁障碍的有 3.8%。3500 万年龄在 65 岁及以上的美国人中,大约 200 万人患有抑郁障碍,另有 500 万人存在抑郁症状,但尚未达到抑郁障碍的诊断标准。

Ⅲ 抑郁障碍的风险因素

慢性内科疾病会增加人们患抑郁障碍的风险。在医院诊断中,老年抑郁障碍的患病率大概 12%;在养老院中,患病率大约为 25%。其他风险因素:

家族史:

(1) 复发性抑郁障碍

(2) 双相障碍

(3) 酒精滥用或酒精依赖

个人史:

(1) 慢性内科疾病,尤其是心脏病、帕金森、阿尔茨海默症、糖尿病、中风和癌症

(2) 慢性疼痛

(3) 生理功能丧失

(4) 之前的抑郁障碍

(5) 最近的重大损失

（6）最近的多重压力（最近 6 个月）

（7）社会孤立

Ⅳ　抑郁障碍的治疗

研究发现,在心理咨询和药物(尤其是抗抑郁药)的联合治疗下,抑郁障碍的康复情况最佳。治疗方案最好是经过医生/心理咨询师和老年患者或其家属(如果老年患者无法做决定)共同讨论来做出决定。

Ⅴ　药物治疗

在抑郁障碍患者中,绝大数抗抑郁药的疗效是差不多的。因而在选择药物治疗上通常根据潜在的副作用对老年人有利或不利、躯体和心理疾病的共存、在成人或直系亲属中使用抗抑郁药的优先反应以及可能的药物相互作用等方面来做决定。

① 老年人通常从药物最低的有效剂量开始使用;基于药物副作用的耐受性,如果经过 12 周的治疗依旧没有任何起效,则可考虑增加剂量。

② 大多数抗抑郁药的副作用产生在治疗的头几个星期中。在头三个月,病程的随访至少需 3 次。

③ 患者感到状况有所好转可能需要 2～4 周的治疗。不排除有些人在 2～3 天内就感觉症状缓解。

④ 若患者在一种抗抑郁药足量足疗程治疗后,症状仍没有改善,更换药物可能会对病情有所帮助。

⑤ 即使老年人感觉有所好转,也应坚持继续服用抗抑郁药,因为太快停药可能会导致病症复发。

⑥ 如果是第一次抑郁发作,患者应继续服用抗抑郁药至少 12 个月。然后,在医生的监督下,患者可以渐渐地减量并尝试停药,需始终注意症状的复发。

⑦ 如果这是患者第二次或以上的抑郁发作,他或她应当一直服用抗抑郁药。药物可以治疗急性发作,并且预防之后的发作。一旦患者有两次或以上的抑郁发作,那么未来抑郁发作的几率会相当高(80%～90%)。

Ⅵ　药物治疗与心理治疗的结合

对于采用单一心理咨询的成年抑郁障碍患者,如果 6 周内症状没有改善或症状持续了 3 个月,可考虑采取药物治疗。如果老年人有自杀观念、精神病性症状(如听见贬损或其他的声音或产生幻觉)、严重的植物神经症状(如拒绝进食或体重明显下降)或恶化的症状,可考虑使用药物治疗。

◎ 持续治疗

急性处理通常是指患者开始服用抗抑郁药的头三个月。这种治疗的目标是缓解抑郁的症状。缓解是残留微小的症状或减少症状。

为了防止复发,大多数患者在症状缓解后,仍需坚持持续治疗(药物足量)12个月。

◎ 维持治疗

持续治疗后,部分患者会采取维持治疗。

每次抑郁发作都会增加复发的风险。建议有 2 次或以上抑郁发作的患者采用维持治疗。

◎ 停止积极治疗

没人喜欢吃药,人们都想停止服用抗抑郁药。但最好是逐步停药。当老年人第一次被诊断为抑郁障碍,需要提醒他们注意症状。因为这些症状很可能会再次出现,当他们开始减少抗抑郁药的剂量时应该多留心这些症状。一旦症状再次出现,患者必须将药物增加到原来的剂量以控制病情。突然结束治疗会引起停药综合征。综合征的躯体症状包括:① 胃肠道问题(恶心、呕吐、腹部绞痛、腹泻);② 睡眠障碍;③ 头痛、头晕和失调;④ 出汗综合征的心理症状包括:① 焦虑;② 激动;③ 情绪低落逐渐减少抗抑郁药的剂量,而非马上停药,可避免产生停药综合征。

Ⅶ 身边的人能做些什么?

◎ 陪伴

(1)倾听,如保持耐心,不打扰

(2)提供安全感,如使用"我爱你""我担心你""我在这里陪你"之类的短语

(3)给予帮助

(4)帮助他完成看似艰巨实则简单的活动,如修剪草坪,去商店购物,烹饪

(5)协助患者坚持定期复诊,监督他按时吃药

◎ 留意自己的情绪

(1)提醒自己,他患上抑郁障碍不是他的错

(2)分清支持和过度保护两者间的界限

(3)不要让患者过度地依赖你

(4)适当休息,如看一部电影或喝一杯茶

(5)找一个安全的避风港来发泄自己的情绪。你身边的人患了抑郁障碍,可能会使你筋疲力尽或给你的生活增加负担。你可以在互助小组中获得安慰或者与心理咨询师进行沟通

(6)不要忽略自己的需求。坚持自己的作息,要像为患者一样为自己做事

（7）鼓励自己做抑郁患者坚强的后盾

◎ **哪些事不该做**

（1）不要成为他的心理咨询师

（2）不要试图说服他不要抑郁。抑郁是无法被选择的

（3）不要说"我了解你的感受"，除非你也抑郁了，不然你很难体会他的感受

（4）不要轻视问题

◎ **不要提供简单的答案。避免使用无用的短语，如：**

（1）"加油"

（2）"你会重新振作起来的"

（3）"别在为自己感到难过了"

（4）"许多人比你还要糟糕"

如果他跟你讨论自杀话题，要及时给予他帮助。及时告知他的心理咨询师或主治医生。如果他威胁你说要自杀，要及时送他去急诊室。

◎ **案例——战胜抑郁障碍的人**

小贝：

"我感到抑郁悲伤，已经持续了好几周。有时候我整夜都睡不着，有时候则一觉睡到大中午。我变得不想接朋友的电话。我的家人和朋友都觉得我变了。我对曾经的爱好：打理花园、清晨散步、与朋友逛街、看电影等也变得没有兴趣。我会一直这样抑郁下去吗？"

抑郁的治疗："当我定期去检查身体时，医生发现我的情绪非常低落。他建议我去找心理咨询师。我照做了并且配合服用药物。我尝试了几种不同的药物，最终找到适合我的并坚持服药。经过几个月的治疗，我又重新恢复了生机。"

小琳：

"当然，我知道事情是怎么回事。我女儿说我变得脾气暴躁，易怒。这段时间，我经常失眠。我心想着我是否有信心能熬过去。我跟我的上司谈论，他告诉我要有信心，但必须接受治疗，他认为我患了抑郁障碍。"

抑郁的治疗："我去看了医生，医生也认同上司的观点：我患了抑郁障碍。医生说抑郁障碍是一种内科疾病，是可以治愈的。我接受了治疗。如今，我女儿说我的妈妈又回来了。"

小马：

"我有歇斯底里症。我经常哭泣，易怒。注意力很难集中。我无法一个人出门。我的家人非常担心我。"

抑郁的治疗："我去了社区卫生服务站。医生很耐心地了解了我的情况。医生

告诉我这个问题在同龄人中是较为常见的。他给我配了药,我坚持每天服用。我也和心理咨询师讨论了我的抑郁和担忧。经过几个月的药物与心理咨询的治疗,我感觉好多了。"

不是所有抑郁症的病人都有相同的症状。有些人表现出很多的症状,而有些人只表现出其中一些症状。

02 如何知道他人需要帮助?

与心理健康问题相关的羞耻感会阻碍人们获得救治,尤其阻碍老年人去寻求专业的帮助。大多数老年人看病时更倾向于选择全科医生。但一些全科医生并没有接受过心理卫生方面专业的培训;再加上老年人不愿配合的心态,这会导致在老年人中对心理健康问题的误诊和不当治疗。一些操作技巧对情绪低落的人们是非常有效的,这包括:

(1)倾听
(2)表达真诚的关心
(3)表达好意
(4)表达尊重和礼貌
(5)恰当的言谈举止
(6)表达非评论性的态度
(7)支持和温和的态度
(8)避免争论,不挑起激动或攻击性的行为
(9)必要时可做出承诺但避免虚假的保证

03 去哪里评估心理状况?

绝大多数人的首次心理健康状况的评估是由他们的主治医生或全科医生作出的。因此很多人会觉得所居住的社区里有能提供评估、治疗或转诊服务的专业心理健康中心或诊所很有必要。如果你想知道身边的人是否心理健康,关键是评估。

患者家属常常要考虑能否承担评估及后治疗的费用。但如果家庭里有人受益于就职公司的员工援助计划(EAP),那么你可通过雇主资助的潜在效益获得免费就诊心理医生的机会。

此外,互联网给个人提供了各种自我评估工具作为初步筛查。如果你觉得你的结果需要进一步的评估,你可以把结果打印出来带到第一次门诊去。

你可能不知道去哪里联系医生,或者不了解当地心理诊所,或者不知道如何获

取当地社区卫生服务站的信息。在以下的附录中可以找到几个评估工具,你无需注册或暴露身份便可获取相关的评估信息。

◎ **附录**

评估老年人心理健康状况的工具:

(1) 临床阿尔茨海默病评定量表

(2) 简短型老年抑郁量表

(3) 健康筛查问卷(HSS)

(4) 日常生活活动能力指数(ADLs)

(5) 工具性日常生活活动(IADL)量表

(6) 简易精神状态量表

(7) 密歇根州的酒精筛选测试老年版(MAST-G)

(8) 酒精使用障碍鉴别测试(AUDIT)

(9) 流调中心抑郁量表(CES-D)

04 检测和治疗老年心理健康状态的障碍

在检测老年心理健康问题中会潜藏着一些障碍,这些因素可能会导致漏报症状的严重性。这包括:

(1) 年龄相关的变化

抑郁障碍的症状常误认为是正常衰老的变化,如活动量减少、食欲减退、睡眠模式改变或弯腰姿势改变。

(2) 疾病

躯体疾病可能会掩盖抑郁障碍,而抑郁障碍也可以模仿出躯体疾病的症状,这常常导致误诊的发生。如果抑郁障碍和/或焦虑症与躯体疾病共存,这可能会加重躯体问题或使躯体疾病复杂化。在常见疾病的比较中,发现医疗系统中的几个影响因素(管理式医疗,降低成本等)越来越制约医生花费在病人管理和心理健康问题上的时间和精力。

(3) 对他人的态度

老年人的心理疾病症状容易被忽略,因为受到大众对老年人刻板印象的影响,如将他们定义为"麻烦事"或认为老年人本来就有烦躁、健忘、抱怨健康问题或表现得很悲伤。

出于对诊断的不确定性、担心被指责、相关治疗方案的不确定性、药物相互作用的问题、缺乏精神科管理的经验、治疗干预的有效性以及成本效益的考虑等,医生可能会不愿告知老年人其诊断的结果。

(4) 拒绝

随着时间的发展,当"强忍"被认为是补救的措施时,老年人可能会拒绝将自己的心理疾病症状作为自己患抑郁障碍的征兆。

（5）酒精或毒品

有些人在晚年会选择使用酒精或毒品来应对生活能力的丧失。因为这些物质能麻痹中枢神经系统，这些物质的使用会加重抑郁障碍，严重时甚至会导致死亡。

（6）健康控诉

一些老年人倾向于躯体化——抱怨身体上的问题，而不是关注情感上的痛苦。抱怨可能集中在没有力气、便秘、腹痛、胸痛或其他掩盖相关心理健康问题的模糊症状等方面。

（7）羞耻感

只要心理疾病的羞耻感一直存在，那么识别老年人的心理健康障碍并提供适当管理就变得很困难，对依靠自己来恢复心理健康来说，就是一个重大的阻碍。

05 如何与他人讨论心理健康的问题？

如果身边的人患了病并且需要帮助，你应该尽你所能来帮助他。但当一个人表现出心理疾病的症状时，很多人都不知道应该做什么和说什么。不知道应该如何与老年人讨论有关心理健康的问题。本小节会提供如何展开重要讨论方面的相关内容。

解决患者身上相关行为或心理健康方面的问题，心理辅导或心理健康技巧的具体培训是没有必要的。在与患者谈话之前，你最好事先向了解老年人需求的专业人士咨询请教，如咨询师、心理学家、医生或社会工作者。这些人能够帮你更客观地分析状况并协助你做出最佳的选择。向专业人士咨询之前，你需要收集一些信息来协助做出非正式的评估，如你能给老年人提供什么样的帮助以及如何拉近彼此之间的距离。

发起对话的一般指导原则：

（1）如果他们很烦躁或者受到物质的影响，则避免和他们交谈

（2）要温和友善

（3）避免对立

（4）避免贴标签，因为这可能会带有深深的羞耻感

（5）考虑他的年龄和理解能力；你讨论的问题可能需要几次交流而非一次时间较长的会谈

（6）保持一致，在不施加压力的情况下表达对患者的关心

（7）交流直接，将其看作成人来对待

（8）给关注的行为举一些具体的例子

（9）使用以我为主语的表达如"我很关心你，因为我注意到好几天你都穿相同

的衣服,我发现你不像往常一样出现在小区里了。"

（10）随时做好他人需要你帮助的准备

（11）如果别人没有接受你的帮助,不要气馁,你可以帮助其他有需要的人或者在另一个情况下再试一次

（12）别担心你说的不够好,重要的是表达你的关心和你想要帮助他的迫切心情

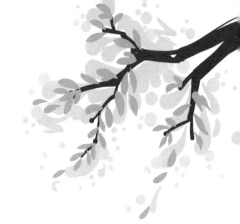

第五章

社区卫生机构使用老年抑郁药物治疗指南

社区卫生机构使用老年抑郁药物治疗指南

01 诊断和治疗

随着选择性五羟色胺再摄取抑制剂(SSRIs)的广泛应用及大量双盲对照研究的证据支持,使得抗抑郁药物在社区卫生服务中的使用成为可能。SSRIs 类药物的安全性高、剂量调整便捷、疗效明确、药物的相互作用少等优点都保证了这类抗抑郁药物在社区卫生服务中的使用。但由于老年人的药代动力学变化及多种复杂慢性躯体疾病的特点,在抗抑郁药物的选择和使用方面需要遵循有实证依据的治疗指南,目前公认的三个药物治疗指南完善了老年抑郁障碍患者的治疗方案,明确提出:当首选方案不理想时,选择可行的替代方案。每个指南都依据历史治疗的标准或治疗失败的经历提出治疗方案:停用现用的抗抑郁剂,更换使用另一种,或者在原有药物的基础上增加另外的抗抑郁剂或其他治疗,如心理治疗、抗焦虑治疗或激素治疗。虽然这三种药物治疗指南十分类似,但其应用的标准却截然不同,且均谈到了抗抑郁剂的选择和疾病管理的建议。以下详细介绍这三种药物治疗指南。

02 杜克大学提出治疗老年抑郁障碍指南

杜克大学提出治疗老年抑郁障碍指南(STAGED),是基于抑郁治疗的既往史而提供的五个治疗阶段。这个治疗指南作为美国国立精神卫生研究所资助老年抑郁障碍研究的指导方针,规范统一了精神科医生的治疗方案。2002 年公布的研究结果显示,在 STAGED 指南的指导下,约 90% 的老年患者的抑郁症状能得到部分减轻,66% 的患者可达到抑郁症状的完全缓解。STAGED 指南对每个联合治疗规定了使用的目标剂量,并确定适用范围和适宜的治疗方案,见表 5-1。对于部分起效或治疗无效的患者有换药和增效两种选择方案。在第四阶段中,当一种新的抗抑郁剂无效后,再使用去甲替林与锂盐或 SSRIs 联合的治疗方案。在研究中,近 33% 的患者没有抗抑郁剂治疗的病史。累积反应率经过 9 个月才能达到稳定,变化的范围在 95%(阶段一)到 81%(阶段五)之间。

表 5-1 杜克大学的 STAGED 指南

阶段一：目前没有使用抗抑郁剂，过去也没有服用过任何抗抑郁剂

适用范围：无需 ECT 治疗，不存在 SSRIs 类药物的相互作用

治疗方案：服用 SSRIs 类药物 6～12 周，首选舍曲林，控制药物剂量

阶段二：目前没有使用抗抑郁剂，有过抗抑郁剂治疗并成功的经历

适用范围：没有药物间的相互作用

治疗方案：坚持原有的抗抑郁剂治疗 6～12 周

阶段三：目前没有使用抗抑郁剂，以往单药治疗失败

适用范围：服用 SSRI 类药物 6 周后仍残留精力不足，兴趣减退等症状。

治疗方案：增效治疗——坚持原有的抗抑郁剂，增加服用安非他酮缓释片 6 周

适用范围：使用足够剂量和持续时间的抗抑郁剂单药治疗失败

治疗方案：增效治疗——坚持原有的抗抑郁剂，增加服用锂盐(血清浓度 0.3～0.6)4 周

适用范围：使用足够剂量和持续时间的 SSRIs 单药治疗失败

治疗方案：改用文拉法辛，每天 150mg，最少服用 6～12 周

适用范围：使用足够剂量和持续时间的 TCA 单药治疗失败

治疗方案：改用 SSRIs 药物，首选舍曲林，服用 6～12 周

适用范围：文拉法辛、米氮平、安非他酮、MAOI 单药治疗失败

治疗方案：改用 SSRIs 药物，首选舍曲林，服用 6～12 周，之后再使用两周的 MAOI 来稀释

阶段四：目前没有使用抗抑郁剂，之前使用两种抗抑郁剂治疗失败

适用范围：连续两个单药治疗失败

治疗方案：先使用两周的单胺氧化酶抑制剂来稀释，再改用文拉法辛 6～12 周

适用范围：使用单胺氧化酶抑制剂失败，之前用药(不是文拉法辛)也无效

治疗方案：两周去除单胺氧化酶抑制剂，改用文拉法辛 6～12 周

适用范围：使用锂盐的增效疗法失败，且之前没有使用过文拉法辛

治疗方案：停用锂盐，逐渐停用增效的抑郁剂，使用两周的单胺氧化酶抑制剂来稀释，再改用
　　　　　文拉法辛 6～12 周

适用范围：使用文拉法辛和锂盐的增效治疗失败

治疗方案：继续使用锂盐，停用文拉法辛改用去甲替林 6～12 周

阶段五：目前没有使用抗抑郁剂，之前使用联合治疗失败

适用范围：至少三种"换药或增效"治疗失败

治疗方案：SSRIs 和去甲替林联合使用 6～8 周

适用范围：SSRIs 和去甲替林的联合治疗失败

治疗方案：改用单胺氧化酶抑制剂 6～8 周，或 ECT 治疗

适用范围：以上的"换药或增效"治疗都失败

治疗方案：使用 ECT 治疗

　　STAGED 指南明显的优势是公开同行评议的结果,相对灵活,易于跟随治疗的方向。然而,研究者承认他们的实验是基于大学精神病学的研究,针对实验室、诊断程序以及住院病房而制定的,不适用于每个医生,尤其是社区卫生服务。事实上,近 25％的患者接受了电痉挛治疗(ECT)。

　　总之,在积极随访的理想环境中医生使用 STAGED 指南可使患者的病情得到好转,近 2/3 的病症消失。

03 序贯治疗指南

　　对于之前药物治疗无效的患者,抑郁障碍的序贯治疗指南(STAR＊D)提供了换药和增效治疗的具体指导,见表 5-2。这项指南是针对社区卫生服务和专业试验而制定的。患者年龄上限为 75 岁,选用药物相互作用较少的药物。西酞普兰作为指南首选的一级药物,之后可换用舍曲林、安非他酮或文拉法辛等二级药物。认知行为治疗也是一种增效或替换药物的选择方案。在二级治疗方案中,增效的选择包括缓释安非他酮、认知疗法或抗焦虑剂丁螺环酮。在四级治疗中可选用单胺氧化酶抑制剂。相对于单胺氧化酶抑制剂和三环类抗抑郁剂,社区卫生服务站的医生更习惯使用三碘甲状腺素(T3),被作为三级的增效药物。

表 5-2　治疗老年抑郁障碍的 STAR＊D 指南

初　始:自愿参与治疗的抑郁障碍患者,根据他们以往失败的治疗方案,进行分组。评定为失败的治疗方案的标准有(A)在任何水平治疗 12 周之后,症状的缓解未达到康复标准(HRSD 得分≤10 分),(B)汉密尔顿抑郁量表的得分减少了 50％,但治疗后的 HRSD 得分依旧＞10 分

一　级:使用西酞普兰,进行教育指导,持续 12 周

二　级:改用认知治疗,安非他酮,舍曲林或者文拉法辛缓

二级 A:在西酞普兰的基础上增加安非他酮、丁螺环酮或认知治疗。如果已接受了认知治疗,可改用安非他酮或文拉法辛。

三　级:改用米氮平或去甲替林;增效治疗使用锂盐、舍曲林、文拉法辛或安非他酮;若已经使用了安非他酮可增加使用甲状腺激素 T3

四　级:单用反苯环丙胺或联合使用米氮平和文拉法辛

　　像常规治疗一样,STAR＊D 指南是开放式的,但需有一个针对医生和患者全面的指导方案,以减少治疗方案执行过程中的损失与偏差。

　　在 STAR＊D 指南的研究中,为了提高研究的持续性,参与研究的患者还需支付相关的费用来进行评估。STAR＊D 指南具有一种独特性,即在最初治疗结果

知晓之前,已为患者和医生提供了备选方案。为了增加参与的人数和更接近临床的实践,STAR＊D指南的研究包括了"平衡分层"的过程,潜在被试和临床医生优先考虑假定的等价(平衡)标准进行治疗而非随机取样。那些倾向于治疗方案 A 或 B 的患者与那些偏好治疗方案 A 或 C 的患者之间会形成一个平衡分层。因而,平衡分层会形成一个预随机化特性的群体,类似于年龄或性别,这可在治疗方案 A 与 B,A 与 C 等的疗效比较中进行加权。该方法还承诺为患者和医生提供最佳治疗方案的选择顺序。在开始抗抑郁剂治疗时引入 STAR＊D 指南,可使临床医生和患者意识到首选治疗方案的局限性和坚持随访的必要性。这个结果对于抑郁障碍的持续治疗是一个隐形契约,可能缺乏对现有治疗的证据。总而言之,STAR＊D 指南提供了有关"换药或增效"治疗方面的指导,可预期部分起效和实际的治疗抵抗性。

04 社区卫生服务站预防老年自杀的合作性试验指南

社区卫生服务站预防老年自杀的合作性试验(PROSPECT)改进了现有的治疗老年抑郁障碍的准则,使之更适用于社区卫生服务站对老年抑郁障碍的治疗,见表 5－3。PROSPECT 指南的目的是对社区中只感到抑郁的老年患者通过积极治疗来预防自杀行为。需要特别注意,治疗的耐受性、目标剂量和持续时间。对于无效和部分起效有严格定义和明确的治疗选择,如增效治疗适用于部分起效的反应,换药治疗适用于无效反应。西酞普兰通常作为首选药物,但如果病人服用另一种抗抑郁剂,且未达到标准的剂量或持续时间,那么在考虑换药或增效之前需"优化"到该药物的推荐剂量并坚持服用 12 周。

表 5－3 PROSPECT 指南

未经治疗的抑郁障碍(包括目前使用剂量和持续时间不达标准的治疗)

药物治疗

西酞普兰 10 毫克,之后 20 毫克 6 天,接着 30 毫克持续 8 天到 12 周

如果无法接受 10 毫克的西酞普兰,换用安非他酮缓释片

人际心理治疗

患者无法承受药物治疗

患者回避药物治疗

无效治疗(6 周后 HRSD 得分减少小于 30％,或 12 周后减少小于 50％且得分大于 10)

步骤 1: 如果剂量和持续时间不达标,则先优化当前的药物

续表

步骤2：如果使用其他的药物,则换用西酞普兰
步骤3：换用安非他酮缓释片200～400毫克一天,分两次服用
步骤4：换用文拉法辛缓释胶囊150～300毫克QAM
步骤5：换用去甲替林(血药浓度80～120纳克/毫升)
步骤6：换用米氮平30～45毫克QHS
部分起效治疗(12周内HRSD基线得分减少大于50%但得分依旧大于10)
步骤1：如果剂量和持续时间不达标,则先优化当前的药物
步骤2：增加安非他酮缓释片200～400毫克一天,分两次服用
步骤3：增加去甲替林(血药浓度80～120纳克/毫升)
步骤4：增加锂盐(血药浓度0.06～0.80摩尔浓度/升)
步骤5：使用针对无效治疗的步骤2,4和6
严重抑郁障碍的治疗
一开始就在人际心理治疗中增加药物治疗

在STAR*D指南的治疗方案中,心理治疗可用于部分起效的增效疗法,或可作为避免药物接触的单一疗法。心理治疗建议作为开始治疗严重抑郁障碍时的增效疗法。无效的患者可改用去甲替林;但使用单胺氧化酶或对无效患者进行增效疗法被认为超出了医生治疗的范围。但尽管如此,锂盐、去甲替林和新的抗抑郁剂都可作为部分起效的增效疗法。

PROSPECT指南中的治疗方案,需要"心理健康专家"通过会谈诊断来筛查具有阳性抑郁症状的患者。虽然心理健康专家多来自社会工作、医疗管理和心理等领域,但他们能作为个案管理者,指导社区卫生服务站的医生有关抗抑郁剂的使用、依从性监控、不良反应的控制,同时向患者宣传有关抑郁障碍方面的知识。健康专家也可提供心理治疗。除了具有自杀风险的患者以外,其他抑郁患者都可接受普通的医疗管理,由社区医生负责治疗。健康专家无需对抑郁障碍进行管理,他们可作为社区卫生服务机构的心理健康专家。

05 三种疗法的概述

每个治疗方案开始先使用半衰期短的,药物相互作用小或停药综合征风险较小的SSRIs类药物。但通常情况下,不包括氟西汀,因为其半衰期会受到紧急换药的影响而延长。每个治疗方案还包括去甲替林和锂盐的换药或增效疗法。尽管心理治疗缺乏在社区卫生服务站的可行性,且目前在已获批准的社区咨询治疗机构中相关的需求量也较少,但在 STAR * D 和 PROSPECT 指南中,心理治疗仍被认为是一个重要的方案。在 PROSPECT 和 STAGED 指南中,增效治疗方案适用于部分起效的患者,而换药治疗则适合于治疗无效的患者。

STAR * D 和 PROSPECT 指南都从社区卫生机构中提供数据。PROSPECT 指南创造性地提出"康复管理者"的概念,并将其整合到社区卫生服务机构和对老年患者管理的关注中。STAR * D 指南则革新了对部分起效和无效的预期,将教育指导作为日常管理的一部分,并在增效方案中使用抗焦虑剂丁螺环酮和三碘甲状腺素(T3)。STAGED 指南依据医生的实践,和包括单胺氧化酶抑制剂和 ECT 在内的所有治疗方案的可行性分析,来制定预期结果的标准。

06 总结

研究结果表明,在采取了 STAGED、STAR * D 和 PROSPECT 指南后绝大多数患者的抑郁症状都有了显著的缓解。在 3 种治疗指南的研究中,初始剂量、持续的治疗时间、缓解和局部缓解的鉴定方法都较为相似。这 3 个专门性的老年抑郁障碍治疗指南会推动老年抑郁障碍在社区卫生中的识别和治疗。

07 我们的选择

在杭州市上城区卫生局社区卫生服务体系的研究中,我们对社区卫生医护人员进行指南培训,每位处于抑郁照看管理(DCM)组医生都会收到每周一份的"案例记录表"。每个社区卫生服务站会由一名研究者负责开展 3 小时的培训项目。研究者需培训社区医生使用基于改编过的 STAGED 指南来指导抑郁障碍的药物治疗,并提供抑郁障碍诊断和应对方案所需的相关技巧的培训,研究这还要教导社区医生如何使用不同的沟通形式和思路。最后,在这项研究中研究者还需教导心理卫生专家如何使用临床记录表格(CRF)。简单介绍一下药物治疗的方案。

分配到抑郁照看管理干预小组中的社区医生会对招募患者采取持续 16 周的药物治疗。

(1) 初期试验

抑郁障碍患者将接受为期 8 周的舍曲林治疗。起始剂量为上午服用 25 毫克,一周后增加到上午服用 50 毫克。在第三周时增加剂量到每天 100 毫克,第六周增加到每天 150 毫克。如果患者报告副作用明显,本研究的心理卫生专家可有选择地以 25 毫克为增量更改剂量。研究允许的最高剂量为每天 200 毫克。舍曲林是一种能有效减少抑郁症状、安全有效、且耐受性良好的药物。

（2）第二阶段

如果初期试验有良好的效果（如 PHQ-9 的得分从基线期到第八周下降了 50％），则可以再持续使用舍曲林治疗 8 周。但如果患者在初期试验的效果不佳，则未来的八周内患者将接受舍曲林与安非他酮扩增的药物治疗并结合心理医生的咨询。在初期使用 SSRIs 类药物失败后，可采用安非他酮作为治疗抑郁障碍患者第二阶段的治疗方案。我们不建议社区医生使用文拉法辛作为换药方案，因为研究报告显示使用文拉法辛会增加老年抑郁障碍患者在心血管方面的不利影响。

（3）随访阶段

个案管理员会对每个根据上述的治疗计划接受治疗的患者进行持续跟进的监测。在随访阶段，个案管理员会监测 PHQ-9、SSI、副作用量表和医嘱依从性记录的各项情况。第十六周时，那些无症状或轻微抑郁症状的患者可接受延续治疗，而带有明显抑郁症状和体征（从基线期到第十六周，HRSD 的得分减少小于 30％）的患者则会被转诊到精神科接受治疗。

（4）延续治疗

在舍曲林单药治疗、或安非他酮和舍曲林联合用药 16 周后，那些无症状或轻微抑郁症状的患者将接受六个月的延续治疗，并通过电话跟踪监控。舍曲林或安非他酮的使用剂量与之前治疗阶段的用量需保持一致。在延续治疗之后，患者可以根据精神科会诊的结果停止或继续使用药物。

08　选择舍曲林的原因

NICE 指南推荐舍曲林和西肽普兰为躯体疾病伴抑郁患者的一线选择。

对缺血性心脏病的患者，舍曲林有最好的证据。AHA 美国心脏病协会推荐舍曲林和西肽普兰作为 CHD 伴抑郁患者的一线治疗。高质量随机对照研究支持舍曲林治疗老年抑郁患者的疗效及安全性。

一项在欧美国家开展的回顾性研究，时间为 1990 年 2 月～2011 年 8 月期间，数据是 18 岁以上成年人的使用抗抑郁药物治疗后 14～90 天心电图记录的校正 QT 间期及抗抑郁药物的剂量；最后共计入组研究样本为 38397。结果如图 5－1 所示，具体如下：

（1）西酞普兰显示出剂量相关的 QT 间期延长（P＜0.01）

（2）艾司西酞普兰显示出剂量相关的 QT 间期延长（P＜0.001）

（3）舍曲林未显示出剂量相关的 QT 间期延长

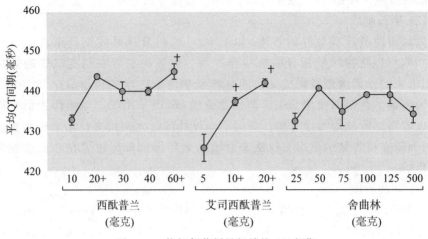

图 5-1 抗抑郁药剂量相关的 QT 间期

研究结果表明,舍曲林对患者的心脏没有明显的影响。考虑到社区医务人员要处理的老年抑郁障碍患者不可避免地会有心脏疾病的群体。

因此,在本指南中,舍曲林是推荐药物。

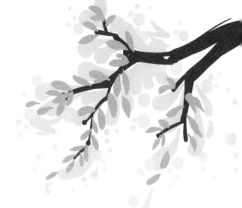

第六章
抑郁障碍的社区合作管理模式

抑郁康复管理——抑郁障碍的社区合作管理模式

01 研究简介

抑郁障碍已经成为全球性的公共卫生问题,它会导致个体功能损害、死亡率增加、医疗资源过度使用等负面影响。按照 2009 年颁布的中国国家卫生政策,抑郁障碍已经和高血压、糖尿病一样,被列入慢性疾病,并建议纳入社区卫生服务管理。合作性管理,即社区卫生和精神卫生的合作管理,在美国及其他西方国家还有亚洲的印度已经被证实是最为有效的管理模式。依托慢性疾病管理理论(Chronic Disease Management Theory,CDMT)和合作性管理模式(Collaborative Care Model,CCM),我们尝试建立一个符合中国社区卫生服务的抑郁康复管理模式(Depression Care Management,DCM),如图 6-1 所示。这个模式包括三个部分:社区医生(Primary Care Physician,PCP)按照专门的治疗指南进行抑郁障碍的诊治;个案管理员负责康复管理(Care Management,CM)工作,包括病人健康教育、病人治疗依从性管理、治疗过程督导,以及建立病人、社区医生和精神科医生之间的沟通;精神科医生负责治疗指南及相关知识培训、治疗和康复管理过程的督导和咨询支持及高风险和或治疗效果不理想病人的转介治疗。

研究设计是在社区卫生服务站水平进行随机对照,一组进入抑郁康复管理干预,另外一组按照他们日常的医疗模式进行,也就是 Care As Usual (CAU)。我们的目的是:① 比较抑郁康复管理组是否能够比日常医疗模式组明显改善病人的抑郁症状、生活质量和健康状况,同时考察是否可以改变社区医护人员对抑郁的态度、对诊断治疗的自信度及日常实践行为;② 了解病人和医护人员对抑郁康复管理的评价及在中国社区卫生服务体系进行推广的可行性。

研究将在 16 个社区卫生服务站 (primary care clinic,PCC)开展,随机选择 8 个进入抑郁康复管理组,8 个进入日常医疗模式组。每个社区卫生服务站入组 20 名 60 岁以上确诊为明显的抑郁障碍的患者(Major Depressive Disorder,MDD)。在抑郁康复管理组,社区医生将负责开具 16 周的抗抑郁药物的处方,具体处方及使用见专门的手册,康复管理将按照专门的手册进行康复管理,精神科医生将提供每周的精神科咨询和全过程督查。在日常医疗模式组,社区医生将按照自己现有的处理方法处理他们发现的抑郁障碍患者。所有入组的患者都会接受基线的 SCID 诊断访谈及其他评估问卷,并且接受 4、8、12、18、24 个月的随访。社区医生和个案管理员层面的结果变量将包括知识、态度、自信心、满意度等;患者层面的结果变量将包括抑郁症状、焦虑症状、认知功能、社会功能和生活质量等。

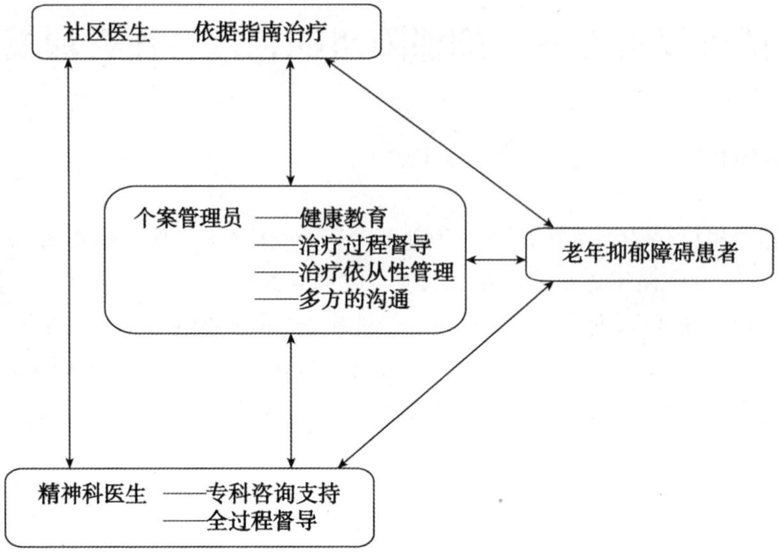

图 6-1 抑郁康复管理模式

02 研究流程

Ⅰ 康复管理的工作

① 16 个社区卫生服务站里面的个案管理员负责每天给卫生站里的 60 岁以上的老年患者进行 PHQ-9 筛查,如果老年患者愿意,首先考虑让他们进行自评;如果有阅读或理解困难,个案管理员负责协助他们完成筛查。

② 个案管理员在筛查完成后,负责向患者解释结果,并进行本研究项目的介绍。

③ 如果患者愿意,个案管理员将记录患者的电话及其他联络方式,然后与研究助理沟通,研究助理再和患者联络,预约抑郁障碍的结构性诊断访谈量表访谈时间。

Ⅱ 研究助理的工作

① 联络个案管理员转介过来的潜在入组对象,安排抑郁障碍结构性诊断访谈量表访谈时间。

② 签署书面知情同意。

③ 对确诊重度抑郁障碍且同意入组的对象,进行基线评估。

④ 从第一个研究对象入组开始,对个案管理员和社区医生进行问卷评估。

Ⅲ　抑郁康复管理组社区医生、个案管理员、精神科医生的工作

① 从第一个入组对象开始,研究助理把重度抑郁障碍患者转介回个案管理员处,个案管理员和社区医生联络确定患者就诊时间,社区医生开始用药物处理患者,并且约定 16 周的治疗过程。

② 个案管理员负责分发健康教育资料、联络卡、紧急处理联络方式、约定电话随访时间等工作。

③ 治疗的前 4 周,精神科医生负责每周电话联络及社区卫生服务站访视,查看治疗和个案管理员的过程。

④ 后面 12 周,研究助理每周联络个案管理员和社区医生,询问是否需要精神科医生的支持。

Ⅳ　日常医疗模式组社区医生、个案管理员的工作

按照日常的医疗处理流程进行操作。

Ⅴ　研究助理的后续工作

① 16 周后,研究助理负责联络患者,跟踪治疗进展。
② 开始进行 4、8、12、18、24 个月的随访。
③ 开始进行社区医生和个案管理员的跟踪评估。

03　评估量表

评估量表如表 6 - 1 所示。

表 6 - 1　评估量表

	评估	基线	4 个月	8 个月	12 个月	18 个月	24 个月
患者	SDQ	√					
	SCID	√					
	HRS-D	√	√	√	√	√	√
	SSI	√	√	√	√	√	√
	CAS	√	√	√	√	√	√
	SF-12	√	√	√	√	√	√
	MMSE	√			√		√
	CIRS	√			√		√

续表

	评估	基线	4 个月	8 个月	12 个月	18 个月	24 个月
患者	TS	✓	✓	✓			✓
	CSQ-S	✓	✓	✓			✓
社区医生和个案管理员	SDQ	✓					
	DAQ	✓	✓	✓	✓	✓	✓
	PQ		✓	✓	✓		✓
	CSQ-P		✓	✓	✓		✓

◎ 患者

社会人口学资料：SDQ——Social Demographic Questionnaire

抑郁诊断和症状严重程度：

(1) SCID——Structured Clinical Interview for DSM-Ⅳ

(2) HRS-D——Hamilton Rating Scale for Depression

自杀意念：SSI——Scale for Suicidal Ideation

焦虑：CAS——Clinical anxiety scale

生活质量：SF-12——12-item Short-Form Health Survey

认知功能：MMSE——Mini-Mental State Examination

身体健康状况：CIRS——Cumulative Illness Rating Scale

治疗歧视：TS——Stigma on Medication treatment for Depression

满意度：CSQ-S——Client Satisfaction Questionnaire for all patients

◎ 社区医生 & 个案管理员

社会人口学资料：SDQ——Social Demographic Questionnaire

对抑郁的知识与态度：DAQ——Depression Attitude Questionnaire

临床实践：PQ——Practice Questionnaire

满意度：CSQ-P——Client Satisfaction Questionnaire for all providers in DCM and CAU intervention

04 附注材料

Ⅰ 个案管理员部分

(1) PHQ-9(见表 6-2),用于抑郁障碍的筛查

(2) 抑郁康复管理研究说明(签署知情同意,是否愿意接受研究助理的诊断访谈)

（3）个案管理员致研究助理表（见表 6 - 3）

（4）抑郁康复管理组治疗个案管理员工作表（见表 6 - 4）

（5）抑郁康复管理组治疗患者记录表（适用于个案管理员）（见表 6 - 5）

（6）个案管理员致社区医生联络表（见表 6 - 6）

（7）个案管理员致专科医生联络表（见表 6 - 7）

Ⅱ　社区医生部分

（1）抑郁康复管理组社区医生工作表（见表 6 - 8）

（2）抑郁康复管理组社区医生治疗记录表（见表 6 - 9）

Ⅲ　研究助理部分

（1）接受治疗知情同意表

（2）抑郁康复管理组研究助理工作表（见表 6 - 10）

（3）社区医生和个案管理员评估量表

（4）社区医生和个案管理员随访记录表

（5）研究助理致社区和个案管理员联络表（见表 6 - 11）

◎ 附录：

表 6 - 2　PHQ-9

指导语：根据您过去两周的状况，请您回答是否存在下列描述的状况及频率；请看清楚问题后作出回答，在合适答案的数字上画√。

在过去 2 星期，有多少时候您受到以下任何问题所困扰？	完全不会	好几天	一半以上的天数	几乎每天
1. 做事时提不起劲或没有兴趣	0	1	2	3
2. 感到心情低落、沮丧或绝望	0	1	2	3
3. 入睡困难、睡不安稳或睡眠过多	0	1	2	3
4. 感觉疲倦或没有活力	0	1	2	3
5. 食欲不振或吃太多	0	1	2	3
6. 觉得自己很糟——觉得自己很失败，或让自己或家人失望	0	1	2	3
7. 对事物专注有困难，例如阅读报纸或看电视时	0	1	2	3
8. 动作或说话速度缓慢到别人已经觉察。或正好相反——烦躁或坐立不安、动来动去的情况更胜于平常	0	1	2	3
9. 有不如死掉或用某种方式伤害自己的念头	0	1	2	3

表 6-3　个案管理员致研究助理表

患者姓名	联络方式	PHQ-9 完成时间	转介至研究助理的时间	转介方式（电话、QQ、EMAIL）

表 6-4　抑郁康复管理组治疗个案管理员工作表

工作	0周	1周	2周	3周	4周	5周	6周	7周	8周	9周	10周	11周	12周	13周	14周	15周	16周
电话	✓																
心理教育		✓															
PHQ-9		✓	✓		✓		✓		✓		✓		✓		✓		✓
副反应		✓	✓		✓		✓		✓		✓		✓		✓		✓
填写表格		✓	✓		✓		✓		✓		✓		✓		✓		✓
病例讨论	✓	✓	✓	✓	✓	✓	✓	✓	✓	✓	✓	✓	✓	✓	✓	✓	✓

表6-5　抑郁康复管理组患者记录表(适用于个案管理员)

基本信息	治疗信息	联络时间	治疗监测		
编号	药物剂量	记录日期和时间	PHQ-9	副作用	自杀风险、转诊、会诊
姓名	起始时间				
性别 □ 男 □ 女 年龄 ＿＿＿岁 电话 ＿＿＿ 住址 ＿＿＿ 紧急联络人及电话 ＿＿＿	□ 1周 □ 2周 □ 3周 □ 4周 □ 5周 □ 6周 □ 7周 □ 8周 □ 9周 □ 10周 □ 11周 □ 12周 □ 13周 □ 14周 □ 15周 □ 16周	□ 1周 □ 2周 □ 3周 □ 4周 □ 5周 □ 6周 □ 7周 □ 8周 □ 9周 □ 10周 □ 11周 □ 12周 □ 13周 □ 14周 □ 15周 □ 16周	□ 1周 □ 2周 □ 3周 □ 4周 □ 5周 □ 6周 □ 7周 □ 8周 □ 9周 □ 10周 □ 11周 □ 12周 □ 13周 □ 14周 □ 15周 □ 16周	□ 1周 □ 2周 □ 3周 □ 4周 □ 5周 □ 6周 □ 7周 □ 8周 □ 9周 □ 10周 □ 11周 □ 12周 □ 13周 □ 14周 □ 15周 □ 16周	□ 1周 □ 2周 □ 3周 □ 4周 □ 5周 □ 6周 □ 7周 □ 8周 □ 9周 □ 10周 □ 11周 □ 12周 □ 13周 □ 14周 □ 15周 □ 16周
	合用主要药物 ＿＿＿				
表格记录者					

表6-6　抑郁康复管理组治疗个案管理员联络社区医生表

联络时间	联　络　内　容			
	病人预约时间	PHQ-9	副作用	自杀风险/转诊、会诊
□ 1周				
□ 2周				
□ 3周				.

续表

联络时间	联 络 内 容			
	病人预约时间	PHQ-9	副作用	自杀风险/转诊、会诊
□ 4 周				
□ 5 周				
□ 6 周				
□ 7 周				
□ 8 周				
□ 9 周				
□ 10 周				
□ 11 周				
□ 12 周				
□ 13 周				
□ 14 周				
□ 15 周				
□ 16 周				

表 6-7 个案管理员致专科医生表

患者姓名	联络方式	转会诊原因(疗效、副作用、自杀或其他)	转会诊时间	转介方式(电话、QQ、EMAIL)

表 6 - 8　抑郁康复管理组社区医生工作表

工作	1周	2周	3周	4周	5周	6周	7周	8周	9周	10周	11周	12周	13周	14周	15周	16周
治疗	√	√		√				√				√				√
自杀评估	√	√		√				√				√				√
病例讨论	√	√		√				√				√				√
转介评估	√	√		√				√				√				√

表 6 - 9　抑郁康复管理组社区医生治疗记录表

时间	治疗记录内容									
	患者姓名＿＿＿＿　年龄＿＿＿＿　性别＿＿＿＿ 抑郁康复管理编号：＿＿＿＿									
	病人预约时间	PHQ-9分数	PHQ-9症状数	自杀风险	治疗药物	剂量	副作用	起始时间	会诊转诊	下次预约时间
□ 1 周										
□ 2 周										
□ 3 周										
□ 4 周										
□ 5 周										
□ 6 周										
□ 7 周										
□ 8 周										
□ 9 周										
□ 10 周										
□ 11 周										
□ 12 周										
□ 13 周										
□ 14 周										
□ 15 周										
□ 16 周										

表 6 - 10　抑郁康复管理组研究助理工作表

工作	0周	1周	2周	3周	4周	5周	6周	7周	8周	9周	10周	11周	12周	13周	14周	15周	16周
SCID评估	✓																
基线访谈	✓																
随访	✓	✓	✓		✓	✓	✓	✓	✓	✓	✓	✓	✓	✓	✓	✓	✓
转会诊联络	✓	✓	✓		✓	✓	✓	✓	✓	✓	✓	✓	✓	✓	✓	✓	✓

表 6 - 11　研究助理致社区医生和个案管理员表

患者姓名	联络方式	PHQ-9 分数 重度抑郁障碍诊断	转介时间	转介方式 (电话、QQ、email)

05 研究所用工具

Ⅰ　病人部分

社会人口学资料：SDQ——Social Demographic Questionnaire
抑郁诊断和症状严重程度：

（1）SCID——Structured Clinical Interview for DSM-Ⅳ

（2）HRS-D——Hamilton Rating Scale for Depression（见表 6 - 12）

（3）生活质量：SF-12——12-item Short-Form Health Survey（见表 6 - 13）

（4）认知功能：MMSE——Mini-Mental State Examination（见表 6 - 14）

（5）身体健康状况：CIRS——Cumulative Illness Rating Scale（见表 6 - 15）

表 6 - 12　HRS-D

HRS-D

项目和评定标准：

（0）无　（1）轻度　（2）中度　（3）重度　（4）很重

1. 抑郁情绪

只在问到时才诉述；⋯⋯⋯⋯⋯⋯⋯⋯⋯⋯⋯⋯⋯⋯⋯⋯⋯⋯⋯⋯⋯ 1

在言语中自发地表达；⋯⋯⋯⋯⋯⋯⋯⋯⋯⋯⋯⋯⋯⋯⋯⋯⋯⋯⋯⋯ 2

不用言语也可从表情、姿势、声音或欲哭中流露出这种情绪；⋯⋯⋯ 3

病人的自发语言和非自发语言（表情、动作），几乎完全表现为这种情绪。

⋯⋯⋯⋯⋯⋯⋯⋯⋯⋯⋯⋯⋯⋯⋯⋯⋯⋯⋯⋯⋯⋯⋯⋯⋯⋯⋯⋯⋯⋯ 4

2. 负罪感

责备自己，感到自己已连累他人；⋯⋯⋯⋯⋯⋯⋯⋯⋯⋯⋯⋯⋯⋯⋯ 1

认为自己犯了罪，或反复思考以往的过失和错误；⋯⋯⋯⋯⋯⋯⋯⋯ 2

认为目前的疾病，是对自己错误的惩罚，或有罪恶妄想；⋯⋯⋯⋯⋯ 3

罪恶妄想伴有指责或威胁性幻觉。⋯⋯⋯⋯⋯⋯⋯⋯⋯⋯⋯⋯⋯⋯⋯ 4

3. 自杀

觉得活着没有意义；⋯⋯⋯⋯⋯⋯⋯⋯⋯⋯⋯⋯⋯⋯⋯⋯⋯⋯⋯⋯⋯ 1

希望自己已经死去，或常想到与死有关的事；⋯⋯⋯⋯⋯⋯⋯⋯⋯⋯ 2

消极观念（自杀念头）；⋯⋯⋯⋯⋯⋯⋯⋯⋯⋯⋯⋯⋯⋯⋯⋯⋯⋯⋯⋯ 3

有严重自杀行为。⋯⋯⋯⋯⋯⋯⋯⋯⋯⋯⋯⋯⋯⋯⋯⋯⋯⋯⋯⋯⋯⋯⋯ 4

续表

4. 入睡困难	
主诉有时有入睡困难，即上床半小时后仍不能入睡；………………………………	1
主诉每晚均有入睡困难。……………………………………………………………	2
5. 睡眠不深	
睡眠浅、多恶梦；…………………………………………………………………………	1
半夜（晚上12点以前）曾醒来（不包括上厕所）。……………………………………	2
6. 早醒	
有早醒，比平时早醒1小时，但能重新入睡；…………………………………………	1
早醒后无法重新入睡。……………………………………………………………………	2
7. 工作和兴趣	
提问时才诉述；……………………………………………………………………………	1
自发地直接或间接表达对活动、工作或学习失去兴趣，如感到没精打采，犹豫不决，不能坚持或需强迫自己去工作或活动；……………………………………………	2
住院患者病室劳动或娱乐不满3小时；…………………………………………………	3
因目前的疾病而停止工作，住院患者不参加任何活动或者没有他人帮助便不能完成病室日常事务。……………………………………………………………………	4
8. 迟缓：指思维和语言缓慢，注意力难以集中，主动性减退	
精神检查中发现轻度迟缓；………………………………………………………………	1
精神检查中发现明显迟缓；………………………………………………………………	2
精神检查进行困难；………………………………………………………………………	3
完全不能回答问题（木僵）。……………………………………………………………	4
9. 激越	
检查时表现得有些心神不定；……………………………………………………………	1
明显的心神不定或小动作多；……………………………………………………………	2
不能静坐，检查中曾站立；………………………………………………………………	3
搓手，咬手指，扯头发，咬嘴唇。………………………………………………………	4
10. 精神性焦虑	
问到才时诉述；……………………………………………………………………………	1
自发地表达；………………………………………………………………………………	2
表情和言谈流露明显忧虑；………………………………………………………………	3
明显惊恐。…………………………………………………………………………………	4
11. 躯体性焦虑：指焦虑的生理症状，包括口干、腹胀、腹泻、打呃、腹绞痛、心悸、头痛、过度换气和叹息、以及尿频和出汗等	
轻度；………………………………………………………………………………………	1

续表

中度,有上述症状; ·· 2

重度,上述症状严重,影响生活或需加处理; ····························· 3

严重影响生活和活动。 ··· 4

12. 胃肠道症状

食欲减退,但不需他人鼓励便自行进食; ································· 1

进食需他人催促或请求或需要应用泻药、助消化药。 ········· 2

13. 全身症状

四肢、背部或颈部沉重感,背痛,头痛,肌肉疼痛,全身乏力或疲倦; ····· 1

上述症状明显。 ··· 2

14. 性症状:指性欲减退、月经紊乱等

不能肯定,或该项对被评者不适合; ······································· 0

轻度; ··· 1

重度。 ··· 2

15. 疑病

对身体过分关注; ··· 1

反复考虑健康问题; ··· 2

有疑病妄想; ··· 3

伴幻觉的疑病妄想。 ··· 4

16. 体重减轻

一周内体重减轻 1 斤以上; ·· 1

一周内体重减轻 2 斤以上。 ··· 2

17. 自知力

知道自己有病; ··· 0

知道自己有病,但归于伙食太差、环境问题、工作过忙、病毒感染或需要休息

等; ··· 1

完全否认有病。 ··· 2

表 6 - 13　生活质量调查问卷(SF-12)

下面的问题是询问您对自己健康状况的看法、您的感觉如何以及您进行日常活动的能力如何。如果您没有把握如何回答问题,尽量选一个最贴切的答案。	
1. 总体来讲,您的健康状况是	□ 非常好　□ 很好　□ 好　□ 一般　□ 差
2. 您的健康状况是否限制了您的日常适度活动(如移桌子、扫地、做操等)	□ 有很多限制 □ 有一点限制 □ 根本没有限制

续表

3. 您的健康状况是否限制了你上楼梯	☐ 有很多限制　　☐ 有一点限制 ☐ 根本没有限制
4. 在过去 4 周里有没有因为身体健康的原因而减少您的工作和日常活动的时间	☐ 有　　　　　　☐ 没有
5. 在过去 4 周里有没有因为身体健康的原因而使您想做的工作活动的种类受到限制	☐ 有　　　　　　☐ 没有
6. 在过去 4 周里有没有因为情绪问题(如感到消沉或者忧虑)而减少了工作和其他活动的时间	☐ 有　　　　　　☐ 没有
7. 在过去 4 周里有没有因为情绪问题(如感到消沉或者忧虑)而使您做工作和其他活动时不如平时仔细	☐ 有　　　　　　☐ 没有
8. 在过去 4 周里,因为身体上的疼痛而影响您的正常工作吗(包括上班和家务活动)	☐ 根本没有影响　☐ 有一点影响 ☐ 有中度影响　　☐ 有较大影响 ☐ 有极大影响
9. 在过去的一个月里您感觉平静吗	☐ 所有的时间　　☐ 大部分时间 ☐ 比较多的时间　☐ 一部分时间 ☐ 小部分时间　　☐ 没有此感觉
10. 在过去的一个月里您感觉精力充沛吗	☐ 所有的时间　　☐ 大部分时间 ☐ 比较多的时间　☐ 一部分时间 ☐ 小部分时间　　☐ 没有此感觉
11. 在过去的一个月里您的情绪低落吗	☐ 所有的时间　　☐ 大部分时间 ☐ 比较多的时间　☐ 一部分时间 ☐ 小部分时间　　☐ 没有此感觉
12. 在过去的一个月里您的健康限制了您的社交活动(如走亲访友)吗	☐ 所有的时间　　☐ 大部分时间 ☐ 比较多的时间　☐ 一部分时间 ☐ 小部分时间　　☐ 没有此感觉

表 6-14　MMSE 量表

	正确	错误	拒绝回答	会说不会做	完全不会
1. 今年的年份(年)	1	2	3	4	5
2. 现在是什么季节(季节)	1	2	3	4	5
3. 今天是几号(日)	1	2	3	4	5

	正确	错误	拒绝回答	会说不会做	完全不会
4. 今天是星期几(星期)	1	2	3	4	5
5. 现在是几月份(月)	1	2	3	4	5
6. 你能告诉我现在我们在哪里？例如：现在我们在哪个省、市(省市)	1	2	3	4	5
7. 你住在什么区(县)(区县)	1	2	3	4	5
8. 你住在什么街道(街道乡)	1	2	3	4	5
9. 我们现在是第几楼(层楼)	1	2	3	4	5
10. 这儿是什么地方(地址,名称)	1	2	3	4	5
11. 现在我要说三样东西的名称,在我讲完之后,请你重复说一遍,请你好好记住这三样东西,因为等一下要再问你的(请仔细说清楚,每一样东西一秒钟)。"皮球""国旗""树木"请你把这三样东西说一遍(以第一次答案记分)。第一样"皮球"	1	2	3	4	5
12. 第二样是什么东西？"国旗"	1	2	3	4	5
13. 第三样是什么东西？"树木"	1	2	3	4	5
14. 现在请你从100减去7,然后从所得的数目再减去7,如此一直计算下去,把每一个答案都告诉我,直到我说"停"为止 $100-7=93$	1	2	3	4	5
15. $93-7=86$	1	2	3	4	5
16. $86-7=79$	1	2	3	4	5
17. $79-7=72$	1	2	3	4	5
18. 现在请你告诉我,刚才我要你记住的三样东西是什么？ 第一样：皮球	1	2	3	4	5
19. 第二样：国旗	1	2	3	4	5
20. 第三样：树木	1	2	3	4	5
21. 请问这是什么(拿出你的手表)	1	2	3	4	5
22. 请问这是什么(拿出你的铅笔)	1	2	3	4	5
23. 现在我要说一句话,请清楚地重复一遍,这句话是："四十四只石狮子"	1	2	3	4	5

续表

	正确	错误	拒绝回答	会说不会做	完全不会
24. 请照着这张卡片所写的去做 把写有"闭上您的眼睛"大字的卡片交给受访者	1	2	3	4	5
25. 请用右手拿这张纸,再用双手把纸对折,然后将纸放在你的大腿上 访问员:说上面一段话,并给他一张空白纸,不要重复说明,也不要示范	1	2	3	4	5
26. 把纸对折	1	2	3	4	5
27. 放在大腿上	1	2	3	4	5
28. 请你说一句完整的、有意义的句子(句子必须有主语、动词)。记下所复述句子的全文	1	2	3	4	5
29. (出示一张图)请你在同一张纸上照样把它画出来(两个五边形的图案,交叉处形成小四边形)	1	2	3	4	5

表 6-15 身体健康状况

系　统	得分				
	0	1	2	3	4
心脏系统					
血管系统					
血液系统					
呼吸系统					
五官系统					
上消化道					
下消化道					
肝脏系统					
肾脏系统					
泌尿生殖系统					
肌肉骨骼系统					
神经系统					
内分泌,代谢,乳腺					
总分					

02 社区医生 & 个案管理员部分

社会人口学资料：SDQ——Social Demographic Questionnaire

对抑郁的知识与态度：DAQ——Depression Attitude Questionnaire

临床实践：PQ——Practice Questionnaire

满意度：CSQ-P——Client Satisfaction Questionnaire for All Providers in DCM and CAU Intervention

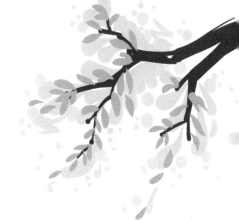

第七章
社区医生培训手册

社区医生培训手册

01 抑郁障碍管理的三要素模式

Ⅰ　抑郁障碍管理三要素模式

抑郁障碍管理三要素模式如图7-1所示。其构成要素并非独一无二,而是近期各种研究的结果。其基本要素包括:随时准备好的社区医生及社区卫生服务站、个案管理员和心理卫生专家,他们与患者一起作战。其中,社区卫生服务站为抑郁障碍管理提供办公系统;个案管理员为患者和医生提供服务;心理卫生专家提供精神病学咨询。

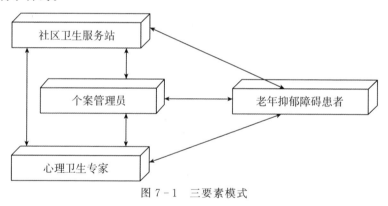

图7-1　三要素模式

Ⅱ　在三要素模式中各部分的任务

◎ 社区卫生服务站:为抑郁障碍管理提供办公系统

每一个社区卫生服务站都有其自身的日常事务、责任划分和管理工具,用于记录实践活动并在医务人员、患者和付款人之间进行信息交流。不同的服务站,其内部发展程度有所不同,所处社区及周边的环境也不尽相同。三要素模式有助于服务站执行日常事务、划分责任,并将其作为系统自身一部分的工具来加强抑郁障碍管理的效果。

社区卫生服务站的功能就是:识别及诊断→患者治疗及授课方式的选择→启动治疗及管理计划→急需或改变治疗方法→持续/维持阶段/恶化/复发。

◎ **个案管理员,为患者和社区医生提供服务**

个案管理员协助社区医生对患者进行教育、询问其嗜好、监控患者治疗的依从性和对治疗的反应,向社区医生反馈患者治疗的进展,以便及时调整治疗方案。其具体的任务是:

(1) 鼓励患者去克服各种困难

(2) 对患者治疗的反应进行检查

(3) 对患者症状的环节进行监控

◎ **心理卫生专家:精神病学咨询**

精神科医生在心理健康方面发挥了必不可少的作用。个案管理员每周通过管理监督电话向精神科医生进行咨询。如患者的依从性出现问题或治疗过程中出现其他较棘手的问题时,个案管理员可以联系主管的精神科医生,获取康复管理和其他治疗方法的及时建议。

当有些患者被建议去做心理咨询而他们又不愿意去看心理健康专家时,社区医生需要进行干预,并让主管的精神科医生加入进来,共同解决这个问题。因此患者既可以受益于心理健康专家(不是精神科医生)的咨询指导,又可以受益于主管精神科医生的治疗。已经开始接受精神科医生治疗的患者或已接受心理治疗而不是受主管精神科医生治疗的患者,将不必继续本管理过程,以免与心理治疗冲突。

心理卫生专家的任务主要有:

(1) 管理计划的监督

(2) 非正式的会诊

(3) 正式的会诊/治疗

(4) 心理咨询

02 抑郁障碍治疗的典型案例

I 抑郁障碍在社区的诊断及治疗可分为 6 个步骤

步骤 1:识别和诊断

(1) 危险信号

(2) 两个问题的考虑

(3) PHQ-9 量表用于抑郁障碍的诊断及评估严重程度

(4) 自杀倾向的严重程度

(5) 诊断结果的产生及其解释

步骤 2:治疗方法的选择

(1) 进一步了解既往史,包括曾经接受过的治疗及并发症等

（2）现存可供选择的治疗方法

（3）引出患者喜爱的治疗方法

步骤 3：启动治疗

（1）患者知情同意书

（2）提供关键的授课信息

（3）设定自我管理目标

（4）管理计划的解释及建议

（5）设定首次的管理随访的时间

步骤 4：抑郁障碍的管理计划过程

（1）必要时邮寄书面授课的材料

（2）治疗过程启动的指令

（3）用 PHQ-9 问卷进行跟踪、随访及评估患者对治疗的反应

（4）心理专家对管理计划进行监督

（5）与诊所进行沟通

步骤 5：抑郁障碍急性期的随访

（1）诊所的接待人员负责与个案管理员的沟通

（2）评估患者对治疗的反应

（3）当不良反应出现时修订治疗方案

（4）力求患者症状的缓解

步骤 6：抑郁障碍的持续或维持治疗阶段

（1）当患者症状缓解后，继续监控治疗的反应性

（2）继续咨询和/或抗抑郁药物治疗 4～9 个月以防止复发

（3）评估风险因子以确定是否需要进行长期的预防性治疗

（4）对危险患者进行长期的预防性治疗及监控

备注：

步骤 1 中，疾病的识别可能需要经过多次问诊，尤其是伴有躯体疾病的患者。这一步骤可能在一次问诊中就可以完成，但如果患者的病史比较复杂，或患者不愿接受抑郁障碍的诊断，或不愿接受定期的治疗，这一步骤就需要多次问诊才能完成。

步骤 4 中，对一些不愿配合的抑郁障碍患者，可能采用启动药物治疗更为方便。如果患者在诊所的门诊部，7 天内都得不到心理健康专家的指导，为了使进一步的治疗能够顺利进行，心理健康专家会建议转诊。如果心理健康专家在首诊后认为，尽管有上述问题，但可能对治疗的依从性不会造成进一步的影响，也可以在首诊后的几天内就制定"启动"计划的指令。

步骤 5 中，在急性治疗期间，随访的次数及时间要根据抑郁障碍的严重程度、

自我管理的方式、治疗的反应性以及患者的意愿而定。特别建议,在治疗的最初12周内,社区医生或心理健康专家至少进行3次的随访。

Ⅱ　这个计划适合哪些抑郁障碍患者

◎ **适合人群**(患者的 PHQ-9 问卷得分超过 10 分)

(1) 能够接受定期的抑郁障碍治疗的患者(药物和/或心理咨询)

(2) 年龄在 18 岁以上的患者

◎ **不适合人群**

(1) 有自杀企图及行动的患者

(2) 目前正在接受心理治疗的患者

(3) 并发其他严重的精神疾病的患者(如物质滥用、精神分裂症、双相障碍、创伤后应激障碍等)

03 抑郁障碍的识别和诊断

Ⅰ　识别和诊断

要识别一名患者是否是抑郁障碍,这是有一定挑战性的,因为患者在谈到他们一些可能有抑郁障碍诊断的症状时,往往首先想到的是耻辱。聪明的社区医生会寻找危险信号以及有选择性地采用两问筛查法进行问诊,有助于明确抑郁障碍的诊断。

步骤 1a:危险信号

患者目前是否有以下情况?

(1) 抑郁障碍的既往史

(2) 多种无法解释的躯体症状

(3) 近期严重的沮丧或情绪低落

(4) 医疗花费较高

(5) 慢性疼痛

(6) 慢性疾病

(7) 抱怨睡眠障碍、疲倦、食欲或体重改变

步骤 1b:筛查性提问

如果你怀疑患者有抑郁障碍,应询问下列问题:

在过去一个月……

(1) 你是否经常做事缺乏兴趣或热情

(2) 感到情绪低落、抑郁或绝望

如果患者回答都是"是",可采用 PHQ-9 问卷进行辅助诊断性评估。

步骤 1c：在问诊开始时，应用诊断性评估工具(PHQ-9)并完成诊断性评估。

社区医生应跟踪那些有用的诊断性评估。此外，PHQ-9 是患者自我管理的问卷，它有助于得出抑郁障碍的诊断并确定抑郁的严重程度。社区医生和/或办公室工作人员要与患者讨论为什么要完成这些问卷，并解释如何填写。

患者填写完 PHQ-9 问卷后，由社区医生或办公室工作人员进行打分。下列两个因素应被记分：

（1）症状的数量（根据 DSM-Ⅳ 量表中关于抑郁障碍的项目）

（2）严重度总得分（抑郁的严重程度）

此外，还要评估患者功能损害的程度（对其生活的影响）。

步骤 1d：评估自杀危险度

如果 PHQ-9 问卷中有关自杀项目的得分为肯定性回答（问题"i"，除了"根本不"之外的回答），社区医生需执行自杀风险评估。

步骤 1e：得出抑郁障碍的诊断

PHQ-9 问卷（如表 7-1 所示）可以评估过去 2 周时间内，超过一半时间表现的症状数量、严重度总得分以及功能损害的程度，社区医生可以做出抑郁障碍的正式诊断。

患者健康问卷

患者姓名：＿＿＿＿＿＿＿ 日期：＿＿＿＿＿＿＿

1. 在过去的 2 周内，以下问题是否经常困扰你？ 两大基本问题预示抑郁

表 7-1 PHQ-9 九大症状

	根本不	几天	一半以上的日子	几乎每天
	0	1	2	3
a. 做事情很少有兴趣或乐趣	☐	☐	☐	☐
b. 感到情绪低落、抑郁或绝望	☐	☐	☐	☐
c. 入睡困难，睡不安稳，或睡得太多	☐	☐	☐	☐
d. 感到疲乏或精力不足	☐	☐	☐	☐
e. 食欲不振或吃得太多	☐	☐	☐	☐
f. 自我感觉差——觉得自己很失败，或觉得让自己或家庭失望	☐	☐	☐	☐
g. 很难集中精力做事，如看报纸或看电视	☐	☐	☐	☐
h. 行动或说话缓慢，以至于引起别人注意。或相反，烦躁不安，来回走动，比平常多很多。	☐	☐	☐	☐

续表

	根本不	几天	一半以上的日子	几乎每天
	0	1	2	3
i. 认为自己最好死掉或有以某种方式伤害自己的念头。	☐	☐	☐	☐

2. 如果你已经做完问卷上的问题,这些问题对你工作、照顾家庭或与其他人相处产生多大的困难?

☐ 没有困难　　　☐ 有一定困难　　　☐ 很困难　　　☐ 极其困难

3. 在过去的 2 年内,即使你有时候觉得还可以,但你在大部分时间内都感到很沮丧或很难过吗?

☐ 是的　　　　　☐ 不是

总症状:_____　　　　　总分数:_____

输入所选"症状"的方框数
(计算阴影部分所选方框总数)

每栏所选方框数量乘以每栏上方的数字,最后结果相加

严重程度分数:(_x1)＋(_x2)＋(_x3)

(每栏所选方框数量乘以每栏上方的数子,最后结果相加)

总得分表示严重度,如表 7-2 所示:

表 7-2　严重度诊断及治疗

PHQ-9 问卷症状及损害	PHQ-9 严重度	暂时的诊断	治疗要求①
1~4 个症状,有功能性损害	<10	轻度到中度抑郁	提供信息和/或鼓励性的咨询 如果情况恶化可通过电话咨询
2~4 个症状,问题 a 或 b 为＋,有功能性损害	10~14	中度抑郁症状 (轻度抑郁障碍)②	观察 提供咨询服务 如果一个月或更长时间症状没有改善,采用抗抑郁药物治疗或短期的心理治疗
≥5 个症状,问题 a 或 b 为＋,有功能性损害	15~19	中度抑郁障碍	建议患者服用抗抑郁药治疗和/或心理治疗
≥5 个症状,问题 a 或 b 为＋,有功能性损害	≥20	重度抑郁障碍	单独抗抑郁药物治疗或联合应用心理治疗

①如果患者有以下情况,应转诊或请专科医生会诊。

②如果症状出现超过 2 年,视为慢性抑郁障碍,或功能损害严重,观察预后不佳,应立即参照轻度抑郁障碍的标准开始治疗。

（1）高度自杀倾向

（2）双相障碍

（3）对治疗的反应不良

（4）有复杂的社会心理需求

（5）其他情感性障碍

◎ **自杀行为**

自杀想法常常是严重抑郁障碍的症状。约有 10% 的患者最后死于自杀。尽管抑郁障碍患者自杀的长期危险性与下列因素有高度的相关性,但对短期内的自杀危险性并没有什么好的预测方法:

（1）绝望感

（2）以往的自杀企图

（3）独居

（4）精神病症状

（5）滥用药物

（6）男性(曾自杀过)

（7）高加索人种

（8）普通医学疾病

（9）有药物滥用家族史

有 25% 的自杀企图不是预先策划的。自杀行为可能是突然发生的或紧急的症状,但它往往都是很严重的情况。

◎ **进行自杀行为的评估**

通常是询问抑郁障碍患者是否有过自杀的想法和/或自杀的计划。如果有,那么判断是主动的计划(如"我准备回家用手枪自杀",)还是被动的计划(如"我希望上帝将我带走")。

评估自杀危险性的内容:

（1）有自杀或杀人的想法、企图或计划

（2）有意接近一些导致自杀或致命性的手段

（3）有精神病性症状,如幻听或严重的焦虑

（4）曾经有过严重的自杀企图

（5）家族中曾经或最近有人自杀

◎ **突发事件**

如果患者有主动的自杀想法又没有自控能力或没有有效的外部帮助(如家庭和朋友),那么寻找最近的急救中心是最安全的手段。

◎ **紧急事件**

如果患者仅仅是有自杀的想法但没有主动自杀的计划,这样的情况属于紧急

的状态,而且有可能出现突发事件。他们应该在 48 小时内得到心理健康的评估。患者应该知道在这样的情况下找谁,在哪里能够得到帮助。

对重度抑郁障碍的治疗应该是一旦确诊就立即开始,不管是否进行了心理健康的评估。采用的治疗药物必须在过量使用时不会致命(避免使用三环类抗抑郁药和 MAOIs 类抗抑郁药物)。如果采用苯二氮卓类药物治疗有自杀倾向的焦虑症患者,应有一名患者的亲属负责每次的给药,或每周开一次药,直到自杀的危险解除。

◎ 社区医生进行的自杀危险评估

自杀问卷:

在做出抑郁障碍的诊断时,必须进行自杀危险性的评估。依据下列问卷进行询问。如果问题 1 的回答是"是"或有肯定倾向,必须依次询问以下问题。

① 前面我们谈到的那些症状/感受是不是让你觉得"还是死了的好"?

　　　　□ 是　　　　　　□ 否

② 在过去的一周,你是否觉得没什么事值得你活下去或你觉得还是死了更好?

　　　　□ 是　　　　　　□ 否

③ 你是不是想到了自伤或自杀?

　　　　□ 是　　→前往问题5　　□ 否

④ 你是怎么想的? 你是否做过什么伤害你自己的事情?

　　　　□ 是　　　　　　□ 否

⑤ 自杀的危险因素:

□ 有过自杀的企图
□ 与社会隔绝
□ 物质滥用
□ 绝望
□ 伴随明显的焦虑

◎ 自杀危险评估

如表 7-3 所示。

表 7-3　自杀危险评估

患者症状的描述	危险水平	采取的行动
目前没有自杀的想法;没有主要的危险因素	低危险	继续观察
目前有自杀的想法,但没有明确的计划。有或没有危险因素	中度危险	在每次问诊时都仔细评估自杀危险,并要求患者在自杀的想法变得更强烈时能电话通知医生。如果有必要的话,请心理医生会诊

续表

患者症状的描述	危险水平	采取的行动
目前有自杀的计划	高度危险	紧急转诊：有主动的自杀计划,没有自控能力或没有社会支持的患者 尽快转诊：有社会支持和/或自控能力的患者

04 抑郁障碍治疗方案的选择

Ⅰ 步骤 2：治疗方案和选择

步骤 2a：进一步了解病史

在向患者解释诊断或建议治疗之前,医生对患者当前存在的问题和相关的症状应作更多的了解;面谈的技巧有助于医生从患者那里得到更多重要的信息。与患者讨论的内容应包括以下方面：

（1）以前的治疗史及反应性(躁狂症病史)

（2）患者或其直系亲属既往药物治疗史及反应性

（3）治疗药物及内科问题

（4）患者对治疗药物的敏感性(焦虑、躯体化)

（5）社会心理刺激

（6）其他精神科疾病

步骤 2b：当前治疗方案的选择

医生向患者介绍可选择的治疗方案,并详细说明各种方案的优劣。介绍的内容包括：

（1）所提到的抗抑郁药物的副反应

（2）药物治疗或心理咨询的效果及费用

（3）如果可以,向患者介绍一些选择的依据

步骤 2c：引导患者选择治疗方案

有些患者只是想让医生做出决定,但医生应该询问患者对治疗方案的意见。

◎ **一般的面谈技巧**

（1）收集信息的一般技巧

① 专心倾听。

② 开放式的问题。

采用开放式的问答方式让患者讲述他们的抱怨，不要打断他们的讲述，也不要问那些仅仅是用"是"或"否"来回答的问题。

"你今天为什么会到这儿来？"

"你对抑郁障碍怎么看？"

③ 简单化。

通过一些肢体语言或短语（如告诉我更多关于……嗯，好……）鼓励患者讲述更多的信息。

④ 全面。

有时需要将患者讲述的重点从抱怨抑郁障碍这方面转移到另一方面。可以通过以下一些开放式的问答促进更深入的讨论：

"此外你还想谈点其他什么问题吗？"

"还有别的吗？"

⑤ 概括。

"概括起来，你告诉我的就是……"

⑥ 启发患者的期望。

"通过这次面谈你希望看到什么结果呢？"

"你觉得接下来会怎么样？"

（2）对患者情绪反应的技巧

在得出抑郁障碍的诊断之后，应该让患者对此有所反应，并鼓励他们就此提问。如果他们无法表达自己的情绪，可能会采用一些肢体的语言。医生应该具备以下的知识：

① 表达 "哦，我能了解你的感受，你觉得自己陷入抑郁中了。"

② 认同（情绪的认可）"应付糖尿病挺不容易的。"

（3）针对症状进行提问时的特别建议

下面一些"简单的问题"仅仅是些例子。它们的路径简单却能全面评估患者的症状及病史。你也可以采用自己的方式或路径。随意采取任何一种方式似乎都有帮助。

① 抑郁症状。

a. 抑郁的情绪

"你的情绪/精神如何？你是否大部分时间都觉得情绪低落，沮丧、悲伤、失落、抑郁或易怒？"

b. 失去兴趣

"你是不是对以前曾经享受的事情失去了兴趣或热情？你在逃避吗？"

c. 精力丧失

"你是不是大部分时间都觉得疲倦或劳累？"

d. 注意力不集中

"你是不是难以集中注意力去关注或决定任何事情？"

e. 食欲下降

"你的食欲是不是有所改变？你的体重增加或减轻了吗？"

f. 内疚感或自卑感

"你是否因一些事情而自责或感觉内疚？你是不是经常觉得自卑？"

g. 行动缓慢或焦虑不安

"是不是你的动作比以前慢了？你是不是觉得行动速度比以前快了、烦躁或坐立不安了？"

h. 自杀想法

"你是不是经常觉得不想活了？这些想法有多严重？你是否有过自杀的计划？你对自己的冲动行为/念头有多少控制能力？"

② 躁狂的精神症状。

a. 躁狂/轻度躁狂

"你是不是经常处于抑郁的相反状态——兴奋或活泼，充满了活力，不想睡觉，觉得自己能做任何事情？这样的状态持续超过一周了吗？这样的状态是否让你觉得困扰，比如一时冲动去旅游而浪费太多的钱，或制定了太多的计划？你是不是觉得自己的思维活动太快了以至于连自己都跟不上了？"

b. 精神病性症状

"你是不是多次听到或看到了一些可能实际并不存在的声音或事物？你是不是多次觉得你的思维欺骗了你自己或你不能保持有条理的思维？"

◎ **评估抑郁症状的其他病因**

(1) 当前使用的治疗药物

抑郁症状可能是某些治疗药物的特殊副反应，如利血平，糖皮质激素、合成代谢类固醇和镇静催眠药等。

(2) 酗酒/酒精滥用（CAGE）

CAGE 问卷：

① 你是不是曾经觉得必须戒酒了？

② 是不是有人因为你的酗酒而批评/抱怨你？

③ 你是不是觉得酗酒很糟糕或因此而自责？

④ 你是不是曾经早起第一件事（睁开眼睛的第一件事）就是喝酒？

有两个或更多的"是"，就说明有酒精滥用的可能。

(3) 悲伤反应

① 最近你是不是总是觉得抑郁，或是从你身边某个亲近的人去世后开始觉得伤心？

② 如果对问题"1"的回答是"是",继续询问:那个亲近的人是在 2 个月前去世的吗?

如果对问题"1"的回答是"是",或对两个问题的回答都是"是",支持患者抑郁障碍的诊断。

(4) 躁狂(排除双相障碍)

你是不是有段时间(至少超过 4 天)特别兴奋或活跃以至于自己都觉得有问题,或者你的家人或朋友为你担心,或者曾经有医生说过你有躁狂症?

如果回答是"是",提示你可能有双相障碍。进一步评估躁狂症状。躁狂症的诊断依据应具备下列至少 4 个症状:

① 异乎寻常的情绪表现,持续地欢快、开朗或易怒的情绪。

② 不想睡觉。

③ 自我意识膨胀。

④ 比以往明显多话(被迫性的说话方式)。

⑤ 注意力涣散。

⑥ 有目的的活动或精神运动性焦虑增加。

⑦ 过度沉迷于享乐的活动中,而无视其负面的后果(如疯狂购物等)。

◎ **选择治疗药物**

抗抑郁药物对抑郁障碍的治疗是有效的。在进行治疗药物的选择时,应和患者讨论药物的副反应、费用以及适当的起效时间。除了药物治疗,患者还应该得到心理治疗。

◎ **选择心理治疗**

轻到重度的抑郁障碍患者可以接受短期的心理治疗。认知行为治疗(CBT)、人际关系治疗(IPT)(8~20 次为一疗程)和问题解决治疗(PST)(4~8 次为一疗程)与抗抑郁药物有同等的疗效,但这些方法起效较药物治疗缓慢。

人际关系心理治疗(IPT):个人的压力诸如死亡、离婚、家庭问题、角色转变或与其他人发生了冲突等,常常会促使抑郁发生。IPT 关注的就是这些当前存在的问题以及它们之间的关系。

认知行为治疗(CBT):应付压力和困难常常会导致抑郁的消极思维方式的循环,而这往往反过来要应付更多的困难。CBT 的认知部分重在明确消极的思维方式,改变这些思维方式,代之以积极的正面的思维方式。CBT 的行为部分是鼓励、提高有益活动的质量。CBT 疗法通常都要求有每周的家庭作业。问题解决治疗(PST)比较不同,它关注的是那些明确的重复小问题,产生多种解决方案,评估这些方案,检验出最好的解决方案,并复查结果。

下列情况的患者可能要求将心理治疗作为治疗抑郁障碍的唯一方式:

① 宁愿选择心理咨询。

② 以前对心理咨询的反应性很好。

③ 以前得过慢性病,且疾病复发后的预后不良。

那些正在进行抗抑郁药物治疗的患者,其他类型的心理咨询对他们可能也是有帮助的,而且(除了 CBT、IPT 或 PST)有些患者也有此要求:

① 使用最大治疗剂量进行抗抑郁药物治疗,仍然只有部分反应的患者。

② 有人格障碍的患者。

③ 有复杂社会心理问题的患者。

05 抑郁障碍的启动治疗

Ⅰ　步骤 3:启动治疗

步骤 3a:患者的参与

向患者宣传有关抑郁障碍诊断及治疗方案选择方面的知识,这往往能使患者在治疗开始时就成为他们治疗过程中的一分子。下一步是让患者更多地参与到治疗中。

步骤 3b:提供重要的教育信息

将要开始抗抑郁药物治疗的患者需要知道的信息,包括:

① 抗抑郁药物治疗是每天必做的工作。

② 抗抑郁药物不会成瘾。

③ 药物起效是缓慢的。

④ 在你感觉好多了之后仍需要抗抑郁药物的治疗。

⑤ 轻微的副反应是很正常的,通常这些副反应会随着时间有所缓解。

⑥ 如果你想停药,要先通知医生。

⑦ 治疗的目标是完全康复,但这往往需要一些努力。

将要开始心理治疗的患者需要知道的信息,包括:

① 心理治疗可能需要一个较长的时间才会让你觉得症状有所改善;

② 如果你有问题或觉得不满意自己的治疗师,请和我们联系,我们将帮助你解决问题。

所有的患者需要知道的信息:如果你觉得症状恶化了,不要等到下一次面谈的时候,应该立刻打电话给医生或去医院就诊。

步骤 3c:对管理计划进行解释及提出要求

向患者解释,抑郁障碍的康复管理计划是社区医生监控治疗反应及副反应行为的系统性延伸。注意:你可以要求任何抑郁障碍患者进行康复管理计划,而不用考虑其 PHQ-9 量表的得分。个案管理员一周内进行电话随访,以确定治疗是否已开始,若治疗还没开始,明确需要解决什么问题。个案管理员后续的随访是为了利用 PHQ-9 量表评估治疗的效果。

步骤 3d:确定首次电话随访及后续与社区医生面谈的时间

确定进行管理计划的时间,并与患者沟通此事,从而能够提高联系/面谈的成功率。

步骤 3e:设定患者自我管理的目标,并向患者提供自学的材料

鼓励患者每周选择一个或两个小的、容易达到的目标。选择自我管理的目标是治疗抑郁障碍中主动的康复行为,这有助于患者在药物或心理治疗起效前使一些症状得到缓解。目标可以是躯体的活动(有形的),心情愉悦的活动(无形的),花时间帮助其他的人或是各种放松活动等等。

向患者提供一些恰当的书面材料以强化患者应了解的关键信息。

(1)关于抗抑郁药物治疗

① 抗抑郁药物治疗是每天都需进行的工作。

② 抗抑郁药物不会成瘾。

③ 药物疗效的显现比较缓慢。

④ 在感觉好转后仍需继续进行药物治疗。

⑤ 轻微的副反应很正常,通常随用药时间的延续而有所改善。

⑥ 如果你考虑停药,一定要首先通知医生。

⑦ 治疗的目标是完全康复,这往往需要一些努力。

(2)关于抗抑郁药物的副反应

副反应中有三分之二与抗抑郁药物提前中断治疗有关。大部分副反应是在治疗早期出现,且持续的时间有限(如 SSRIs 类药物导致食欲下降、呕吐、腹泻、不安、焦虑、头痛等)。这些症状可以通过一些临时的帮助措施使之可以耐受。有些副反应是早期出现且持续存在或后期出现(如 SSRIs 类药物导致的表情淡漠、疲倦、体重增加和性功能损害等),也可能需要进一步的治疗或换药。

(3)抗抑郁药物副反应管理的策略:

① 允许患者讲述他/她对副反应的抱怨。

② 等待及鼓励。有些副反应(如胃肠道不适)在 1~2 周后就可缓解。

③ 暂时减少剂量。

④ 对症治疗。

⑤ 换另一种抗抑郁药物。

⑥ 终止药物治疗,开始心理治疗。

06 抑郁障碍管理计划的继续及反应

I　步骤 4：管理计划的继续及反应

步骤 4a：随访电话

在初次面谈的 1 周后，个案管理员开始进行电话随访。

如果曾经或目前已经在使用抗抑郁药物，患者还需要提供原先用药的处方及使用剂量。个案管理员询问药物副反应的情况及副反应导致的问题。

如果患者正在进行心理治疗，个案管理员需了解已经进行的治疗情况，以及患者是否有意向继续进行这样的治疗。

如果药物治疗和心理治疗都没有开始，那就开始制定进一步的随访计划。解决阻挠药物治疗或心理治疗的障碍。

步骤 4b：治疗反应性的电话随访

治疗开始 4 周以后，个案管理员采用 PHQ-9 问卷评估治疗的最初反应性，8 周时，评估患者缓解的情况。如果没有达到最佳反应效果，就要改变治疗剂量，或修改治疗方案，而且需要进行额外的评估。评估应在下一次与社区医生面谈之前进行。

步骤 4c：管理监督

精神科医生对个案管理员进行监督，回顾随访中发现的问题、副反应以及没有达到最佳疗效的情况。

步骤 4d：与社区医生的沟通

个案管理员和社区医生在每次电话随访及面谈之后，应该交换书面的记录。负责监督的精神科医生与社区医生可以通过电话，邮件或其他方式进行沟通交流。

07 抑郁障碍急性期的随访

I　步骤 5：急性期的随访

步骤 5a：社区医生应与个案管理员面谈协调

在 PHQ-9 问卷评估之后，应与社区医生面谈。如果电话随访的要求还不合适的话，个案管理员应与社区医生共同制定常规随访的建议。

步骤 5b：评估患者对治疗的反应性

对于抗抑郁药物来说，在适当剂量使用 4 周后，能够看到部分可检测到的反应。症状的缓解通常在治疗 8~12 周后。

抑郁障碍的心理治疗开始起效的时间要更长一些,而且其症状的缓解取决于症状的严重程度。

个案管理员在早先的电话随访中,可以为社区医生提供患者的病史、症状、PHQ-9 问卷得分以及功能评估等方面的信息。

步骤 5c:因为不良反应而修改治疗方案

① 基于 PHQ-9 问卷评估的结果来决定是继续治疗方案还是修改治疗方案(尤其是在治疗 4 周时)。

② 精神科医生可以在任何时候或个案管理员在电话随访后发现有必要时,提供指导意见。

步骤 5d:为症状缓解而努力

急性期治疗的目标就是达到症状缓解。对治疗反应进行再评估,并定期进行治疗方案的修改,以便患者能够达到:PHQ-9 问卷得分≤5 分且没有功能性损伤。

当患者达到这一目标后,他就进入了持续治疗阶段。

没有达到这一目标的患者,需要调整治疗方案(增加剂量,增加药物种类,或联合应用其他治疗方法)。患者仍继续接受个案管理员的定期随访,以及定期与社区医生面谈。

(1)个案管理员报告(个案管理员与社区医生间的沟通)

内容与步骤 4 的报告内容相同,社区医生评估医疗记录内容,如有治疗方案修改,则需详细填写使用药物的名称,剂量及持续的时间,同时需提醒个案管理员进行随访,关注治疗改变后患者的情况。

个案管理员使用 PHQ-9 问卷评估患者对治疗的反应。急性期治疗的目标就是缓解症状,患者的 PHQ-9 问卷得分将≤5 分。达到这一目标的患者将进入持续治疗阶段。没有达到这一目标的患者仍处于急性期治疗阶段,其治疗方案需要进行一些调整(如增加剂量,增加抗抑郁药物,联合治疗等)。患者继续接受个案管理员的阶段性管理以及社区医生的继续治疗,直到症状缓解或患者转诊到心理健康专科。

(2)治疗出现不良反应或无反应时治疗方案调整的策略

① 增加抗抑郁药物的剂量或增加心理咨询的频率。

② 改用另一种抗抑郁药物,例如,改为不同选择性的 5 羟色胺再摄取抑制剂(SSRIs)。

③ 改用不用神经递质作用机制的抗抑郁药物(如从 SSRIs 药物改为去甲肾上腺素或多巴胺再摄取抑制剂)。

④ 要求精神科医生以电话或 E-mail 方式进行非正式的会诊。

⑤ 要求证实精神科医生的会诊,重新考虑诊断及治疗方案。

⑥ 抗抑郁药物与心理治疗联合应用。如果患者原来采用心理治疗的方法,就

增加抗抑郁药物的应用;如果患者原来单独使用抗抑郁药物,而社会心理问题或应付问题比较突出的,就采用联合心理治疗的方法。

⑦ 联合应用两种不同类型的抗抑郁药物,增加不同神经递质机制(或对同一系统的作用不同)和/或副作用均衡的药物。两种药物均采用全剂量(如在使用SSRIs 药物的同时加用安非拉酮或三环类抗抑郁药)。

其他辅助用药:碳酸锂,三碘甲状原氨酸,丁螺环酮,心得安,兴奋剂(利他林),抗惊厥药(拉莫三嗪)。在这个阶段,考虑到患者对抗抑郁药物的耐受问题,患者更愿意接受多重用药。

⑧ ECT(电痉挛治疗)仍然是最有效最快速的治疗方法。其主要缺陷就是费用较高、麻醉风险以及患者自我羞耻感。

已经由管理机构确认并开始进行修订患者的治疗方案:

对于那些已经进行短期的(如 4~6 周)治疗的患者,其治疗方案的修订参照前面进行。

对于那些已经进行了较长时间治疗的患者,其修改治疗方案可采用上面"治疗出现不良反应或无反应时治疗方案调整的策略"中的②~⑧。

◎ **简单的咨询技巧**

(1) BATHE

BATHE 是由 Marian Stuart 开发的一种面试工具的缩写。它分为五步,简单易行,便于收集患者信息及向患者提供支持。

B＝背景　"你的生活中发生了什么?"(初次见面时问)

　　　　　"告诉我自从上次我们见面后发生了什么?"(在后续的面谈中问)

A＝影响　"你对当前发生的一切有什么感觉?"

T＝麻烦　"你最大的麻烦是什么?"

H＝处理　"你要怎么处理这件事?"

E＝共鸣　"社区医生的支持"

(2) SPEAK

SPEAK 是由 John Christensen 开发的一种鼓励性咨询技巧的缩写。

S＝制定计划　"鼓励患者主动制定每日计划。可以考虑让患者自己书写每日的计划。"

P＝愉快　"在每日的计划中至少应该包含一件让人愉悦的事情。"

E＝锻炼　"鼓励患者锻炼,这可能有助于抑郁症状的缓解。"

A＝肯定　"许多抑郁障碍的患者失去了自信,因此鼓励患者对自己的日常生活多一些控制,这很有好处。但不主张不适当的愤怒表达。"

K＝宽容　"对自己宽容一些。指出自己处理事务的能力和积极的力量方面等内容。"

（3）进行精神科会诊的建议

有下列情况的患者有必要进行精神科会诊或转诊：

① 自杀的想法，特别是患者有自杀的计划、企图和/或高度的焦虑。

② 有双相障碍的既往史（如躁狂、轻度躁狂的病史、或显著心境循环的病史）。

③ 合并有药物或酒精滥用（考虑进行心理咨询或转诊到治疗物质滥用的专门机构）。

④ 有幻觉或妄想思维。

⑤ 三个阶段的抗抑郁药物治疗均失败。

当患者的依从性下降，或治疗变得很困难，或原治疗计划已经结束时，应考虑精神科会诊或转诊。那些不能依从治疗的患者也不容易顺从地去看精神科医生。最理想的是社区医生作为继续治疗的主导，而会诊医生作为合作者参与其中。

（4）患者可得到相应的心理治疗专家的治疗

如果出现明显的生活事件，或紧张性刺激（婚姻或家庭问题等），或人格障碍，应考虑进行心理咨询。人格障碍是变化无常的，但人际关系混乱和冒险行为通常是伴随其终身的特征。

如果有以下情况，应考虑进行心理咨询：

① 轻到中度的抑郁障碍。

② 患者自愿。

II 转诊进行专门心理治疗的模版

这里向社区医生提供一种模版，如果他/她认为患者适合专门的心理治疗，就可以遵循以下模版的内容。由于这些状况的差异很大，所以这仅仅是一种模版而已。我们强调社区医生有必要尽可能地向患者提供有关心理康复专家（MHS）的信息，如他的姓名、电话号码或其他联系方式等。打电话给患者并解释需要转诊的特殊原因：诸如进行心理治疗的需要、用药管理的需要、进一步评估的需要等等。

在治疗随访期间社区医生建议的转诊：

社区医生："还记得我们第一次面谈时谈到的一位治疗抑郁障碍的专家吗？当我的病人有复杂的心脏问题时，我通常都建议他们去看心血管专科医生。我想我们现在面临着同样的问题。你的抑郁障碍问题比较复杂，听听专科医生的建议和要求对你的治疗更有帮助。你以前看过心理专科吗？"（你可能需要向病人解释什么是心理康复专家，诸如心理专家/精神科医生或心理咨询专家）。

患者："是/否。"对医生的建议有所反应。提出问题。如果患者拒绝了这个建议，社区医生需要进一步探寻原因。社区医生可提出以下问题：

① "你拒绝去看心理专科医生吗？"

② "你是不是觉得心理专科医生对你没用？"

③"是不是家里人或朋友会指责你去看心理专科这件事情?"

④"是不是家里人曾有过不好的体验而影响了你的选择?"

⑤"你是不是担心其他人的想法(羞耻感)?"

社区医生:(如果患者过去看过心理专科医生,接下来就问)"你觉得心理专家对你有帮助吗?你想不想再见他们,还是你想换一个医生看看?(如果可能,询问他们想看什么样的医生,想到哪个心理管理机构去,或向患者介绍你以前的一些病人看心理专科医生的正面的体验。)""你对这个要求还有什么问题或担心?"

患者:"是/否/不确定。"根据一些以前的经历提出问题。

社区医生:首先,回答患者提出的所有问题/担心。"我的护士会帮你预约第一次的会诊。原来的个案管理员仍然会继续帮助你。她会在你与心理专家第一次会面后给你打电话,了解你会面的情况。如果感觉不好,请立即打电话给你原来的个案管理员。我们可以谈论怎么解决你遇到的任何问题。心理专家也会与我及你的个案管理员保持联系,这样我们可以共同努力治疗你的抑郁障碍。这样的计划你觉得怎么样?"

社区医生:鼓励患者发表意见及提问。

社区医生:"我会积极联系你将要会面的心理专家,向他介绍一些目前我们针对你的疾病的治疗情况以及你其他的病史。在你和他见面的时候,你也可以谈谈你自己的想法。你想不想让我知道会面的情况,这完全取决于你。你与心理专家之间的信任对你的治疗非常重要。当然,我想要心理专家告诉我他/她的诊断及治疗方案,这就需要得到你特别的许可。你认为可以吗?"

患者:"是/否。"如果患者拒绝,试图了解他们的担忧是什么。

社区医生:(如果回答"是")"好,在你接下来的治疗中,我将和心理专家共同努力。"

(如果患者在你回答了他所有问题之后仍然拒绝去看心理专家)"我这里有一些关于心理治疗的资料。请你花点时间看一下。然后你能否与家人一同来医院?我们一起来讨论一下如何选择治疗方案的问题。"

具体沟通后需完成的表格如表7-4所示。

表7-4　与社区医生关于心理管理方面的沟通

患者姓名:_____　年龄:_____	就诊号:_____
信息提供者姓名:_____	电话:_____
住址:_____	传真:_____
患者情况进展:_____	
治疗时间:从_____到_____	
患者是来做评估的吗?　□是　□否	
患者是否参与了治疗?　□是　□否	

续表

患者曾经用过哪些精神药物？： 药物 1：_____ 剂量：_____ 毫克 用法：_____ 药物 2：_____ 剂量：_____ 毫克 用法：_____ 药物 3：_____ 剂量：_____ 毫克 用法：_____ 药物 4：_____ 剂量：_____ 毫克 用法：_____
患者目前正在接受哪种类型的心理治疗？ _____ 多长时间一次： _____ 患者对治疗的反应（症状及功能的改善）： _____ 计划改变治疗方案： _____ 对社区医生的要求： _____
心理康复专家的签名： 日期：

08 抑郁障碍的持续或维持治疗阶段

Ⅰ 步骤6：持续或维持治疗阶段

步骤6a：症状缓解后继续进行治疗的监控

患者抑郁症状缓解后就进入持续治疗阶段。在症状缓解后的前6个月内，患者存在复发的风险。持续治疗阶段的目标就是降低抑郁障碍复发的几率。

所有进入症状缓解期的抑郁障碍患者都要学会早期发现抑郁症状的复发，并及时与他们的社区医生或心理医生取得联系。

个案管理员在监控疾病复发中起到了关键的作用，他们采用PHQ-9问卷评估患者症状缓解后阶段性的反应。在持续治疗阶段，个案管理员也评估复发风险。

在持续治疗阶段结束时，仍然保持症状缓解的患者被认为已经达到了康复。

步骤6b：继续咨询和/或抗抑郁药物治疗4～9个月以防止复发

药物治疗：

患者药物治疗成功即达到症状缓解之后还需同样剂量持续治疗4～9个月，然后再数周内逐渐减量。许多患者在这个阶段的抗抑郁药物的处方没有改变，因此个案管理员也要坚持让患者知道要利用PHQ-9问卷进行评估。

心理咨询：

决定是否继续进行心理咨询取决于患者的症状、社会心理问题以及咨询师的要求。

步骤6c：评估风险因子以确定是否需要进行长期的预防性治疗

抑郁障碍通常是慢性或循环再发的疾病。和症状缓解期一样，所有康复期的抑郁障碍患者都应该学会发现早期抑郁障碍的复发，并及时与社区医生或心理健康专家取得联系，从而获得有效的帮助。

有慢性化或循环复发危险的患者（如诊断为心境恶劣或有两次以上复发病史），医生应建议他接受长期的抗抑郁药物的维持治疗。其他危险因素的累积还应考虑到：有双向障碍疾病的家族史；中断药物治疗一年内疾病复发；重度抑郁循环复发的家族史；20岁之前发病；三年内两次发病，且发病突然，威胁生命。

步骤6d：对危险患者进行长期的预防性治疗及监控

定期采用PHQ-9问卷评估所有危险人群。

Ⅱ　复发的风险

图2Ⅴ-A阐释了长期抑郁障碍治疗过程中的几类治疗结果。

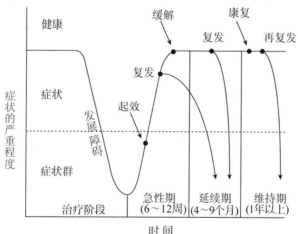

图2　治疗结果

急性期治疗的目标是取得症状的完全缓解，即达到PHQ-9分数≤5。

抑郁症状缓解后的头6个月疾病复发的危险性高达50%。一生中抑郁障碍再发作的危险性更高，平均可达60～75%。

症状缓解后继续抗抑郁药物治疗4～9个月可以降低复发风险，同时长期的维持治疗也可明显地降低疾病的复发。在社区卫生服务站或医院，很少有抑郁障碍患者在症状缓解后继续抗抑郁药物治疗。而有高复发风险的患者接受维持治疗的就更少了。抑郁障碍的这些特征,和其他慢性疾病一样,如哮喘和糖尿病,都不仅仅是急性期疾病过程。

　　RESPECT 抑郁障碍体系改变了管理机构对抑郁障碍的诊疗过程,他们所采用的针对慢性疾病的基本元素包括对患者的宣教、患者信息的等级以及心理健康专家的治疗指导。

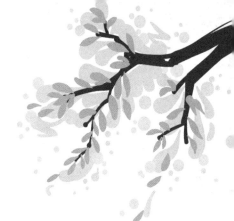

第八章
个案管理员培训手册

个案管理员培训手册

01 抑郁障碍管理的三要素模式

Ⅰ　抑郁障碍管理三要素模式

抑郁障碍管理三要素模式的构成要素是近期各种研究的结果。基本要素包括：随时准备好的社区医生及社区卫生服务站、个案管理员和心理卫生专家，他们与患者一起作战。三要素模式和各合作者在管理过程中的相互关系如图 8 - 1 所示。

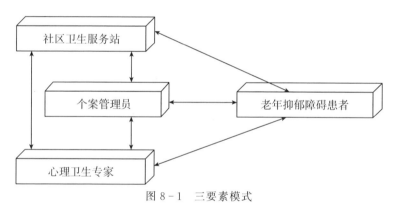

图 8 - 1　三要素模式

Ⅱ　在三要素模式中各部分的任务

（1）社区卫生服务站：为抑郁障碍管理提供办公系统

每一社区卫生服务站都有其自身的日常事务、责任划分和一套工具，用于记录实践活动并在医务人员、患者和付款人之间进行信息交流。不同的服务站，其功能和责任的规范以及这些要素的内部发展或外部委托的程度都有所不同。大部分社区卫生服务站具有预约制，越来越多的服务站具有糖尿病及其他慢性疾病的管理系统，而只有很少的诊所具有抑郁障碍管理系统。三要素模式帮助服务站执行日常事务、划分责任，作为系统自身一部分的工具来加强抑郁障碍管理效果。

（2）个案管理员：为患者和社区医生提供服务

个案管理员协助社区医生对患者进行教育、询问其偏好、监控患者的治疗依从性和治疗反应，向社区医生反馈患者治疗进展，以便及时调整管理方案。康复管理也是精神治疗推荐的一个途径。

（3）心理卫生专家：精神病学咨询

精神科医生在心理健康方面发挥了必不可少的作用。个案管理员每周通过管理监督电话向精神科医生进行咨询。如患者的依从性或治疗过程中出现其他较棘手的问题时，个案管理员可以联系主管的精神科医生，获取管理和其他治疗方法的临时建议。

当有些患者被建议去做心理咨询时，他们不愿意去看心理健康专家。因此，社区医生就要进行干涉，让主管精神科医生加入进来，共同解决这个问题。因此，患者既可以受益于心理健康专家（不是精神科医生）的咨询指导，又可以受益于主管精神科医生的受治疗。已经开始接受精神科医生治疗的患者或已接受心理治疗而不是主管精神科医生治疗的患者，将不继续本管理过程，以免与心理治疗冲突。

Ⅲ　抑郁障碍管理过程的概述

在社区医疗保健中，检测和进行抑郁障碍的管理过程可按以下步骤进行。具体细节会在后面进行详细描述。

（1）识别和诊断

① 抑郁障碍的"征兆"。

② 两个问题筛选。

③ PHQ-9用于抑郁障碍诊断/评估严重性。

④ 自杀风险。

⑤ 其他相关的诊断评估。

⑥ 诊断结果的产生及其解释。

（2）选择治疗方案

① 其他病史，包括前期治疗、并存疾病情况。

② 解释可选治疗方案。

③ 询问患者治疗倾向。

（3）初始急性期治疗

① 患者承诺。

② 提供主要教育信息。

③ 设立自我管理目标。

④ 解释并推荐管理方案或计划。

⑤ 约定第一次管理电话的时间。

（4）管理过程

① 初次通话时，监测治疗初始情况/患者依从性。

② 邮寄书面教育资料（除非社区医生已向患者提供）。

③ 后续电话,使用 PHQ-9 评估治疗反应。

④ 精神科医生的管理监督电话。

⑤ 与社区医生沟通。

（5）急性期后续跟踪

① 管理接触,协同社区医生在办公室会面。

② 评价患者对治疗的反应,是否达到缓解效果。

（6）持续期与治疗的跟进阶段管理

① 症状缓解后,继续监控治疗反应。

② 组织维持期的心境恶劣问卷调查。

③ 管理监督时,讨论风险因子/长期预防性治疗的必要性。

④ 继续咨询和/或进行抗抑郁药物治疗 4～9 个月,防止再度复发。

⑤ 继续长期预防性治疗,并继续监控处于危险期的患者。

02 个案管理员的作用

个案管理员的职责是帮助患者遵循社区医生设计好的抑郁障碍治疗管理方案。

急性期治疗的目标是达到缓解。通常来说,进行足量治疗（即:抗抑郁药适当治疗剂量和/或抑郁障碍的心理咨询）12 周后,患者症状会得到缓解,相应地,PHQ-9 评估抑郁障碍严重性的分数也会减少到小于 5 分。没有出现此类反应的患者仍被视为处于急性期治疗阶段。

为达到症状缓解的目的,个案管理员应:

① 评估患者对治疗方案的依从性。

② 支持患者对治疗方案的依从性。

③ 评估治疗反应。

④ 定期向社区医生和主管精神科医生汇报信息。

抑郁障碍确诊时,由社区医生执行几项主要的抑郁障碍管理的初始工作,并在初次会面后在社区医生办公室完成。

社区医生将向患者介绍治疗过程中管理的作用和目的,参见《社区医生培训手册》。

社区医生将开始与患者讨论自我管理的内容,帮助他/她设立初步目标,作为个人抑郁障碍治疗计划的一部分。

在服务站或医院里征得患者同意参与。同意过程将具体到社区卫生服务站,需根据个案管理员所属的机构而定。

Ⅰ 评估患者对治疗方案的依从性

个案管理员的作用贯穿治疗疾病的整个过程,评估患者对所推荐的治疗方案的依从性。社区医生填写的管理参考表格概述了初步治疗方案的详细情况,应包括以下一条或多条:

① 药物治疗。

② 心理咨询。

③ 自我管理目标。

为了评估患者初期的依从性,个案管理员在初次会面后约一周左右打电话确认患者开始遵从治疗方案的情况。

④ 如开具抗抑郁药物,个案管理员应确认患者已按处方拿药,并开始服药,找出患者开始治疗时所面对的困难或障碍,如有障碍,帮助患者解决。

⑤ 如有心理咨询转诊患者,个案管理员应确认已预约/守约,如希望继续咨询,找出患者所面对的障碍,必要时帮助解决。

⑥ 如患者还未开始服药,或未预约心理咨询,或预约未按期进行,需进一步打电话,要求患者遵从。这些附加的电话被称之为随机应变电话(PRN)或必需电话。在通话的整个过程中,个案管理员继续帮助患者解决障碍,以开始/继续服药或安排预约/继续按期心理咨询。

◎ **治疗障碍**

治疗方案的依从性障碍因人而异。个案管理员的目的是确定患者面临的障碍,并帮助找到克服障碍的策略。障碍通常包括,但并不限于以下所列各项:

(1)一般障碍

① 缺少家庭成员的支持。

② 情绪和疲惫。

③ 财力和保险问题。

④ 治疗没有明显改善。

⑤ 对被诊断为抑郁障碍有矛盾心理。

(2)药物障碍

① 未取药。

② 未开始服药。

③ 对被诊断为抑郁障碍感到不舒服。

④ 服药时感到不适。

⑤ 认为吃抑郁障碍药是一种耻辱,很担心。

⑥ 不清楚药物的作用。

⑦ 担心药物成瘾问题。

⑧ 担心药物依赖。

⑨ 担心副作用。

⑩ 经济负担。

（3）心理咨询障碍

① 尚未跟心理健康专家预约过。

② 对心理健康专家一无所知或不知如何选择。

③ 先前有过负面经历。

④ 从未心理咨询过，对心理咨询如何进行感到紧张不安。

⑤ 视心理咨询为耻，很担心。

⑥ 预约困难和/或等候很长时间才进入咨询室。

⑦ 没有保险和/或无法承担费用。

⑧ 家庭成员有偏见。

（4）继续治疗的障碍

① 考虑停止服药或已经停止服药。

② 担心副作用。

③ 感到好转，想停止治疗。

④ 没有改善。

⑤ 家庭成员对疾病和治疗缺少理解和/或支持。

⑥ 想停止心理咨询，因为心理咨询似乎不见效。

从许多方面看，抑郁障碍本身可能就是阻挡开始治疗和遵从治疗方案的一个障碍。例如，抑郁障碍患者可能发现要调动精力去做事，或者逐步开始完成自我管理目标，甚至是去药店，都很困难。

◎ **清除障碍**

一旦发现障碍，个案管理员应帮助患者设立合理目标以遵从治疗方案。例如，第一周时，患者已拿到医生的处方而并未去取药，这就是第一次通话时要关注的主要障碍。此类患者的目标就是在接下来的几天到一周的时间内去药店拿药。如患者表示愿意遵从，此时个案管理员应接着寻求患者同意，让她/他开始服药。个案管理员和患者应就何时拿药并开始服药达成一致。接下来，她/他应预定下次通话时间，以便个案管理员检查患者在治疗过程中取得的进展。若患者不遵从或并未开始服药，应及时通知社区医生。

个案管理员必须常常开动脑筋，集思广益，与患者讨论达到目标的各种方法并帮助患者遵从治疗方案。个案管理员应鼓励患者想出可能不同于平时使用的方法来达到治疗目标。患者需要想清楚拿药的详细步骤，如搭别人便车去药店等。看上去很小的一个障碍实际上对抑郁障碍患者来说可能是无法超越的。把要做的事情分解成几个小步骤来完成可以减少障碍的难度。

◎ **提供正强化和鼓励**

患者需要大量的正反馈,即使是向目标迈进过程中小小的一步也需要正反馈。提高的过程是不断重复的过程,刚开始的一小步正是为下一步奠定了基础。个案管理员鼓励患者在规定的期限内继续进行药物治疗。

◎ **监控进程**

如果通过第一周的电话得知患者仍无法开始治疗,则有必要加大电话频率。个案管理员可以自行决定是否需要 PRN 电话。另外,社区医生和/或主管精神科医生可以要求会见这些特殊需要的患者。个案管理员亦按建议的时间间隔,每隔4 周组织 PHQ-9 问答,持续监测患者的症状。

Ⅱ **支持患者对治疗方案的依从性**

个案管理员的主要作用是阐明、强化和支持治疗过程。患者起初可能未意识到治疗方案各部分的重要性。此时,个案管理员要抓住机会,通过对患者进行教育,来强化药物治疗、心理咨询和自我管理的益处,以及这些治疗何时见效。抓住机会,让社区医生和患者一起阅读主要的教育资料来进行强化是很重要的。

患者可能选择不遵从社区医生的某些建议。例如,某些会从心理咨询受益的患者出于某种原因,对该治疗产生抵触情绪。通常,在与个案管理员通话过程中,这类患者都会表达一大段准备好的陈述。这时,个案管理员与患者明确话题的范围是很重要的,要让患者明白其过去的问题或当前面临的心理社会压力等,这些正是心理健康专家要帮助他们解决的问题。个案管理员应清楚这些问题超出了他们的支持范围。

支持治疗目标还要求个案管理员帮助患者重新审视心理咨询和/或药物治疗的作用,促使患者开始关注治疗过程中该部分的好处,并明白治疗的益处远超过患者担心的不利因素。

◎ **提供教育**

初次约见时,社区医生将传达主要的教育信息。个案管理员应定期在通话过程中,选择适当时机重复和强化这些主要信息。这些信息包括:

(1) 对开始抗抑郁药物治疗的患者而言

① 只有每天都服用,抗抑郁药才起作用。

② 抗抑郁药不会成瘾。

③ 随着时间的推移,药物疗效慢慢产生。

④ 即使患者感到好转,也要坚持服用抗抑郁药。

⑤ 有轻微的副作用是正常的,随着时间的推移会得到改善。

⑥ 如果患者想停药,她/他必须要先告知社区医生并获得有效的指导。

⑦ 治疗的目标是完全康复。有时需要好几个疗程。

（2）对开始心理咨询的患者而言

① 咨询需要稍长的时间才能感到有所改善。

② 如患者咨询期间遇到问题或对心理健康专家不满意，个案管理员可以帮助解决问题或帮助寻找另外的心理健康专家。

（3）提醒所有患者

如患者感到情况变糟了，不要等到下一次与社区医生的会面再提出，应立即与社区医生取得联系。

Ⅲ　评估治疗反应

◎ 监控进程

抑郁障碍的治疗通常需要在几周之后患者才注意到有所反应。药物治疗也需要一定时间改变脑细胞结构和功能，从而带来症状的显著变化。咨询也可能需要几周的时间，患者的行为才开始达到预期效果。自我管理可能对情绪产生即刻的效果，但效果却是短期的。

类似地，开始任何一种治疗也都具有即刻但短期的效果。鉴于患者常常期望看到很快的反应，个案管理员有责任帮助患者"坚持下去"，直至更长久的治疗效果开始显现。

许多患者感到有所好转后容易过早停药，不理解继续治疗的必要性。个案管理员须向患者讲明事实，即许多患者由于有所改善而停止治疗以至于没有取得良好疗效，因此患者需要继续遵从治疗方案（例如，即使第四周时症状得到明显缓解，也需要进行第八周的通话）。

◎ 抗抑郁药物治疗

采用抗抑郁药物治疗的患者，药物明显的初步反应通常发生在足量治疗的 4 周后。评估药物副作用前，应使用开放式提问，询问患者对副作用的看法是很重要的。

2/3 的患者过早停用抗抑郁药的原因是由于其副作用。大多数副作用有早发性，并受时间限制（如 SSRIs 类药物会导致食欲下降、恶心、腹泻、不安、焦虑、头痛等）。这些症状可采用临时辅助方法加以忍耐。有些副作用为早发并持续或者为晚发（如 SSRIs 类药会导致冷漠、疲劳、体重增加、性功能障碍），患者需要服用其他药物或更换抗抑郁药。表 8 - 1"常见的药物副作用及其处理策略"提供了一些处理副作用的推荐方法。

表 8-1　常见的药物副作用及其处理策略

药物副作用	SSRIs&EFF EXORSSRIs 和文拉法星（西酞普兰、舍曲林、帕罗西汀、氟西汀、万拉法辛）	TRICYCLICs 三环抗抑郁药（去甲替林、阿密替林、丙咪嗪）	WELLBUT RINSR 安非他酮（安非他酮）	REMERON 米氮平（米它扎平）	处理策略
镇静	+/-	++	-	+	睡前服药 增加米氮平剂量 尝试咖啡因
抗胆碱类症状 口干/眼干 便秘 尿潴留 心动过速	+/-	+++		+/-	提高水合反应 无糖口香糖/糖果 膳食纤维 人工泪液滴眼液 考虑换药
胃肠不适 恶心	++	-	+	+/-	通常1~2周内得到改善 用餐时服用 服用抗酸剂或 H2 阻断剂
激越 紧张不安/ 颤抖	+	+/-	++	-	小剂量服用,特别是患焦虑性障碍时 临时减少剂量 服用 β 阻断剂（心得安,10~20毫克每日2次/3次) 尝试短期服用苯二氮平
头痛	+	-	+	-	减少剂量 服用止痛药
失眠	+	-	+	-	睡前口服曲唑酮25~100毫克（会导致体位性低血压和阴茎持续勃起症) 上午服药
性功能障碍	++	-	-	-	可能是抑郁障碍或机能紊乱的一部分 减少剂量 尝试睡前服用安非拉酮100毫克或每日两次 尝试服用丁螺环酮10~20毫克,每日2次/3次 性行为前1~2小时内,尝试服用赛庚啶4毫克 考虑服用万艾可

续表

副作用	SSRIs&EFF EXORSSRIs 和文拉法星 (西酞普兰、舍曲林、帕罗西汀、氟西汀、万拉法辛)	TRICYCLICs 三环抗抑郁药 (去甲替林、阿密替林、丙咪嗪)	WELLBUT RINSR 安非他酮 (安非他酮)	REMERON 米氮平 (米它扎平)	处理策略
体重增加	$+/-$	$+/-$	$+/-$	$++$	锻炼身体 节食 考虑换药

◎ **心理咨询**

心理咨询治疗中明显的初步反应可能要经过很长时间才能显现。而且症状的缓解取决于抑郁障碍的严重程度以及心理社会压力的解决。

◎ **使用 PHQ-9 评估治疗反应**

PHQ-9 可以在治疗过程的任何时间使用。然而,在急性治疗期间,该问卷应该在第一次会面及每隔四周时使用。通过在较短的时间内获取患者当前状态的关键因素,个案管理员可对患者的治疗进展进行评估。抑郁障碍的管理应在患者临床状态相关的不同阶段中继续进行下去。对治疗的反应定义如下:

① 一旦确定为达到适当治疗水平,对药物和/或心理咨询的适当的初始反应为 PHQ-9 的分数自基线下降 5 分或更多分。

② PHQ-9 的抑郁严重程度分数下降,分数<5 时,表明症状缓解。

③ 随着时间推移,患者 PHQ-9 分数未下降或下降不充分,则产生耐药反应。

Ⅳ　传达信息

个案管理员与患者不断接触,有机会从患者那里获取信息,并通过《个案管理员报告》传达给社区医生。个案管理员同时还与主管精神科医生不断接触,使社区医生与精神科专家保持紧密联系。个案管理员与主管精神科医生每周的监督通话为个案管理员提供了管理建议,以便解决与患者通话时产生的问题。

有时,主管精神科医生会建议更改治疗方案,个案管理员或主管精神科医生可以向社区医生汇报。至于谁联系社区医生,及以什么形式联系(例如,电话或传真),将在监督电话通话时做决定。

总的来说,个案管理员是连接治疗小组不同成员间的纽带。书面的《个案管理员报告》是支持信息协调的主要机制,可以通过面对面交流或电话接触来加强。支持信息交流联系的报告样本请参见附录。

V 典型干预管理活动

(1) 第一次办公室会面＝与患者建立良好关系

① 社区医生介绍管理的概念和目的,确定第一次通话时间。

② 一些社区卫生服务站在现场向患者提供教育资料。其他要求个案管理员随后邮寄该资料。

注意:每次接触结束时都应确认下次通话的时间,并提醒患者社区医生会记录其治疗进展。每次例行接触后都要填写《个案管理员报告》,并送至社区医生(PRN 电话后要仔细填写)。

(2) 第一周时的电话接触＝初步依从性接触

① 如已开具药物处方:核实开具的药物。拿药了吗? 服药了吗? 有不良的副反应吗?

② 如已转至心理咨询:预约了吗? 第一次会面了吗? 转诊后有何不良体验?

③ 如已确定进行自我管理:管理了吗? 如没有,需要设立新的目标吗? 如社区医生未帮助其设立目标,就帮助其设立目标。

④ 如果已提供患者教育资料:看了吗? 有问题吗? 如未提供教育资料,询问其邮件地址并邮寄。

⑤ 协助下一步骤的安排:如果需增加药物剂量或未进行心理健康预约,安排另外一次依从性接触。

(3) 第一至第四周之间的可选电话接触＝附加的依从性接触

① 如加大药物剂量:是否已增加药物剂量? 有不良反应吗?

② 如为心理健康转诊患者:第一次咨询完成了吗?

③ 如因治疗障碍而打电话:解决了吗? 如有必要,随后的安排应包括去诊所看医生。

第四周时的电话接触＝评估初步治疗反应。

④ 组织填写并根据 PHQ-9 打分。向患者、社区医生和精神科医生汇报 PHQ-9 得分情况(与社区医生下次会面前)。

⑤ 如果治疗方案需修改,社区医生可能需要个案管理员再次联系。主管精神科医生也可能建议另外会面或与社区医生进行非正式的接触。(此建议对后续电话都适用)

(4) 第八周时的电话接触＝后续评估治疗反应

① 组织填写并根据 PHQ-9 打分。向患者、社区医生和精神科医生汇报 PHQ-9 得分情况(与社区医生下次会面前)。

② 看症状是否缓解,如缓解,此时开始"第八周"的缓解措施。

③ 如存在依从性/副作用问题,继续关注。向患者强调即使症状缓解并消失,药物治疗和其他治疗措施也不能停止。

（5）第十二周时的电话接触＝后续评估治疗反应

① 组织填写并根据 PHQ-9 打分。向患者、社区医生和精神科医生汇报 PHQ-9 得分结果（与社区医生下次会面前）。

② 如第八周时出现缓解，继续第八周的缓解措施；如缓解刚刚开始，开始采取缓解措施。

③ 如存在依从性/副作用问题，继续关注。向患者强调即使症状缓解，药物治疗和其他治疗措施也不能停止。

第十六周时的电话接触和之后每隔 4 周的电话接触＝后续评估治疗反应。

④ 组织填写并根据 PHQ-9 打分。向患者、社区医生和精神科医生汇报 PHQ-9 得分情况（与社区医生下次会面前）。

⑤ 如第八周时出现缓解，继续进行这八周来的缓解措施；如果缓解刚刚开始，开始采取缓解措施。

⑥ 如果此时症状缓解已持续八周，组织填写《维持期问卷调查》，评估心境恶劣风险因素。监督通话时与患者讨论问卷调查，并将结果向社区医生汇报，以供参考/与患者讨论，报告具体内容如表 8-2 所示。

⑦ 如存在依从性/副作用问题，继续关注。向患者强调即使症状缓解，药物治疗和其他治疗措施也不能停止。要和患者谈论旧病复发和慢性抑郁的危险。

表 8-2　个案管理员报告：个案管理员和社区医生的沟通

□ 重要，今天审查
□ 下次办公室访问的进度提示　　　患者姓名：　　　　　出生日期：
社区医生姓名：
报告日期：
个案管理员　　　　　电话传真：
Ⅰ. 接触类型：
电话间隔：□ 1 周　□ 4 周　□ 8 周　□ 16 周　□ PRN（请指明）
接触类型：□ 初次接触　□ 急性期　□ 持续期　□ 维持期
自杀评估：□ 完成自杀评估　□ 不需要自杀评估
评估结果：□ 只有被动想法/对自杀想法不感兴趣　□ 主动想法（请指明）
□ 需要社区医生 F/U（个案管理员打电话叫社区医生进行讨论）
□ 不需要社区医生 F/U
Ⅱ. 患者对治疗的反应：心境恶劣　□ 是　□ 否

	基线	4 周	8 周	（　）周	（　）周	（　）周
总体症状						
总分数						
功效						
问题"i"分数						

（左侧竖排：个案管理员）

续表

个案管理员	Ⅲ.患者坚持治疗计划： 药物：□ 服用处方药物　 □ 不服用处方药物(见评论) 药物：　　　剂量：　　　频次：　　　起始日期： 药物：　　　剂量：　　　频次：　　　起始日期： 心理健康推荐：□ 看心理健康专家　 □ 提到但不维持会谈(见评论) 专家姓名：　　　　频次：　　　已完成的全部会话： 自我管理目标：□ 将自我管理目标付诸实践　 □ 不履行实践目标(见评论) 评论：
社区医生	Ⅳ.后续计划：□ 将会在＿＿＿＿周内给患者打电话 　　　　　　 规划的打电话日期：＿＿＿＿ □ 治疗不变　 □ 按照如下方案改变治疗方案(给个案管理员发去一套副本)： 用药变化：　　　动作代码：　A＝增加药物种　C＝改变剂量　D＝停用药物 用药：　　　剂量：□ A　　□ C　　□ D 服用时间/频次： 用药：　　　剂量：□ A　　□ C　　□ D 服用时间/频次： 用药：　　　剂量：□ A　　□ C　　□ D 服用时间/频次： 给个案管理员的其他评论与指导：

社区医生签名：　　　　日期：
□ 治疗方案改变的公告将传真给个案管理员。

如何采用PHQ-9问卷评估患者对治疗的反应性,如表8-3所示。

表8-3 采用PHQ-9问卷评估患者对治疗的反应性

抗抑郁药物治疗4周后的最初反应		
PHQ-9	治疗的反应性	治疗计划
比基础得分下降≥5分	反应适度	不需要调整治疗方案 继续治疗4周
比基础得分下降2~4分	反应可能不足	可能需要增加抗抑郁药物的剂量
比基础得分下降1分,或没有改变,或得分增加	反应不适当	增加剂量;或增加药物品种;或换药;或进行非正式、正式的心理咨询;或添加心理治疗的方式
心理治疗6周后的最初反应		
PHQ-9	治疗的反应性	治疗计划
比基础得分下降≥5分	反应适度	不需要调整治疗方案 继续治疗4周
比基础得分下降2~4分	反应可能不足	可能不需要修改治疗方案 与心理医生共同分析PHQ-9得分情况
比基础得分下降1分,或没有改变,或得分增加	反应不适当	如果是专门针对抑郁症的心理治疗(CBT,PST,IPT①),与治疗师讨论,考虑添加抗抑郁药物 如果患者对其他类型的心理治疗效果满意,那么考虑开始抗抑郁药物治疗 如果患者对其他类型的心理治疗方式也不满意,回顾治疗方案的选择并重新确定治疗方案

①CBT——认知行为治疗;PST——问题解决治疗;IPT——人际关系治疗

急性期治疗的目标是症状的缓解,PHQ-9问卷的得分应≤5分。

患者达到这一目标以后就进入持续治疗阶段。如果患者没有达到这一目标就仍处于急性期阶段,需要进行一些治疗方案上的调整(如剂量增加,增加药物品种,联合治疗)。

两种抗抑郁药物和/或心理治疗联合治疗后,或治疗20~30周后仍不能达到缓解的,需要心理医生的会诊,以获得诊断及管理计划方面的建议。

03 PHQ-9 在抑郁障碍管理过程中的作用

I **《患者健康问卷》在抑郁障碍管理过程中的作用**

PHQ-9 中的九大抑郁症状问题直接由 DSM-IV 对重性抑郁障碍的诊断标准提出。第十个问题紧随 DSM-IV 抑郁障碍标准,询问的是这些症状所带来的功能性障碍。DMS-IV 九大症状构成了问卷上的前九个问题。另外,出于本项目考虑,我们还增加了一个试探性问题以评估慢性抑郁障碍,又称心境恶劣的可能性。

PHQ-9 这一工具,患者可在办公室自行使用,或者个案管理员通过电话向患者提问,以帮助进行抑郁障碍诊断并确定其严重程度。随着时间的推移,由于每隔 4 周用 PHQ-9 测量一次,PHQ-9 在评估患者治疗的进展过程中可用作治疗反应的监控机制。根据这些四周一次的报告结果,医生可以做出修改药物剂量和/或更换药物的治疗决定,以达到缓解的目的。

下文给出了根据患者的汇报来计算其症状数量的指南。诊断总症状、总分数填入表格最下面的空栏处。同时下文还提供了给症状和严重程度打分的指南,这些分数可填入表格下面的空栏处。要记住,花时间研究如何总结症状和确定严重程度的分数是很重要的。通常情况下,患者自我管理时,个案管理员必须核实,偶尔需要纠正社区医生寄给患者的 PHQ-9 上的分数。如发现错误,个案管理员须通过回复传真,向社区医生提出建议,给出所需的正确的总症状和/或总分数。

个案管理员在第 4、8、12 和 16 周通话时会向患者询问 PHQ-9 问卷,以便为患者的抑郁障碍确定新的严重程度得分。这对老年患者来说会花费额外的时间,所以通话要相应地做好安排。一定要提醒患者集中注意前两周的症状而不是几个月或几年前完成问卷调查时的症状。此类提醒可帮助患者更容易完成问题。最新的分数经《个案管理员报告》传达给社区医生。

下文向社区医生提供了如何根据这 4 周患者的 PHQ-9 分数变化,对治疗方案进行调整的指南。个案管理员应抽出时间阅读图中提供的信息,因为这些信息与个案管理员监督期间主管精神科医生提出的建议相关。是否按图中的建议采取行动则由社区医生和患者决定。

患者健康问卷

患者姓名：_____　　　　日期：_____

1. 在过去的 2 周内，以下问题（如表 8-4 所示）是

两大基本问题预示抑郁

表 8-4　PHQ-9 九大症状

	根本不	几天	一半以上的日子	几乎每天
	0	1	2	3
a. 做事情很少有兴趣或乐趣	☐	☐	☐	☐
b. 感到情绪低落、抑郁或绝望	☐	☐	☐	☐
c. 入睡困难，睡不安稳，或睡得太多	☐	☐	☐	☐
d. 感到疲乏或精力不足	☐	☐	☐	☐
e. 食欲不振或吃得太多	☐	☐	☐	☐
f. 自我感觉差——觉得自己很失败，或觉得让自己或家庭失望	☐	☐	☐	☐
g. 很难集中精力做事，如看报纸或看电视	☐	☐	☐	☐
h. 行动或说话缓慢，以至于引起别人注意。或相反，烦躁不安，来回走动，比平常多很多。	☐	☐	☐	☐
i. 认为自己最好死掉或有以某种方式伤害自己的念头。	☐	☐	☐	☐

2. 如果你已经做完问卷上的问题，这些问题对你工作、照顾家庭或与其他人相处产生多大的困难？

☐ 没有困难　　　☐ 有一定困难　　　☐ 很困难　　　☐ 极其困难

3. 在过去的 2 年内，即使你有时候觉得还可以，但你在大部分时间内都感到很沮丧或很难过吗？

☐ 是的　　　　☐ 不是

总症状：_____　　　　总分数：_____

每栏所选方框数量乘以每栏上方的数字，最后结果相加

输入所选"症状"的方框数（计算阴影部分所选方框总数）

严重程度分数：(__x1)＋(__x2)＋(__x3)

（每栏所选方框数量乘以每栏上方的数子，最后结果相加）

总得分表示严重度：

04 自杀倾向

自杀倾向是抑郁障碍的症状之一。约 10%患严重抑郁障碍的人最后自杀。自杀计划及行为可能不是突发或急迫的症状,但却始终很严重。现在没有有效方法在短期内预测谁会自杀,但长期的自杀风险与以下风险因素有关系:

(1) 绝望感

(2) 以往的自杀企图

(3) 独居

(4) 精神病症状

(5) 滥用药物

(6) 男性(曾自杀过)

(7) 高加索人种

(8) 普通医学疾病

(9) 有药物滥用家族史

I 自杀风险等级

◎ 危急风险等级

如患者有强烈的自杀愿望,无法自控,或缺乏社会支持(如家庭和朋友),这属于危急风险等级。应保证其安全,并需找到能到达最近急诊室的安全交通方式。

◎ 紧急风险等级

如患者有自杀计划,但没有自杀的主观意图,这属于紧急风险等级,有可能变为危急风险等级。患者应在 48 小时内接受心理健康专家或社区医生的心理健康评估。患者应知道关键时刻该向谁求助,从哪里获得危机干顾。

◎ 低风险等级

如果患者没有自杀计划,也没有自杀的主观意图,这属于低风险等级。此时没有必要开展进一步评估。管理人员每次接触时应继续监控这种状态是否发生改变。

◎ 评估自杀风险的要素

(1) 有自杀想法,包括意图和/或计划

(2) 能接触到的自杀方式,以及自杀方式的致命性

(3) 自杀史和先前自杀企图的严重性

(4) 社会支持

(5) 危急、紧急情况下,知道联系谁

Ⅱ 评估主动和被动自杀想法

PHQ-9 可作为评估自杀想法的工具。

具体来说,PHQ-9 的第九个问题(i),"在过去的两周内,你每隔多久会认为自己最好死掉或想以某种方式伤害自己?"四个选项为"根本不","几天","一半多的时间"和"几乎每天"。对表 4 中问题"i"的任何一种肯定性回答(除了"根本不"之外的回答)表明存在以下其中一种情况:

(1)"被动自杀想法"(如,"认为自己最好死掉…")

(2)"主动自杀想法"(如,"想以某种方式伤害自己")

若不深入了解,我们无从判断主动和被动自杀想法的区别。接下来将介绍一种能区别被动和主动自杀想法的简易判断方式。当然了,这只针对少数对上述加粗标记的 PHQ-9 问题做出肯定回答的患者有必要时使用。研究过程中,原先没有表现主动自杀想法的一些患者也可能发生"转变",表露出主动自杀想法。

Ⅲ 被动与主动自杀想法的区别

对表 4 中问题"i"做出肯定回答的患者,必须回答下列问题,以区分其主动和被动的自杀想法:

"在过去的两周内,你想过以某种方式伤害自己吗?"

1——根本不

2——几天

3——一半以上的日子

4——几乎每天

如患者回答"根本不",则患者否认了主动自杀想法。他或她被认为"低风险",此时已完成其自杀风险评估。获取的信息应通过例行的《个案管理员报告》形式传达给患者的社区医生。

有些患者会选择"几天","一半多的时间",或"几乎每天"中的一种,承认过去的两周内有伤害自己的想法。这些患者必须要回答《个案管理员自杀风险评估表》上的全部问题(5 个),并记录他们的答案。另附关于风险等级反应的指南说明。

个案管理员自杀风险评估

详细记录答案——参考指南说明

患者姓名：＿＿＿＿＿ 社区医生：＿＿＿＿＿ 患者 ID：＿＿＿＿＿

通话日期和时间：＿＿＿＿＿ 个案管理员姓名：＿＿＿＿＿

1. 在过去的一个月内,你有计划或考虑过使用某种方式来伤害自己吗?

　　　　　　　□ 是　　　　　　□ 否

(如回答是,再问,"请具体谈一下你考虑的计划或方法。")

_____

_____

2. "你曾经试图伤害自己吗?"

　　　　　　　□ 是　　　　　　□ 否

(如回答是,再问,"什么时候? 发生了什么事情?")

_____

_____

3. "有某种想法和采取行动有很大差异。你认为在不久的将来你会采取实际行动,企图伤害自己吗?"

　　　　　　　□ 是　　　　　　□ 否

(如回答是,再问,"你能详细说明一下你如何打算的吗?")

_____

_____

4. "在过去的一个月内,你告诉过别人你打算自杀吗? 或者威胁说要自杀吗?"

　　　　　　　□ 是　　　　　　□ 否

(如回答是,再问,"你告诉了谁? 你怎样向他们说的?")

_____

_____

5. "下次看医生前,你认为你会伤害自己吗?"

　　　　　　　□ 是　　　　　　□ 否

(如回答是,再问,"你认为你会做什么?")

_____

_____

采取行动,与社区医生联系。(如患者确定为"低风险",注明"没有")

_____

_____

Ⅳ 关于风险等级反应的指南说明

关于风险等级反应的指南说明旨在帮助收集与患者谈话和评估过程中适当的信息/细节。这些信息/细节将与社区医生/主管精神科医生分享。个案管理员不能把这些信息当作决策的基础,不过他们能以此指导下面所列各种情况下要采取的行动计划。

◎ **第 5 个问题的肯定(是)回答**

① 如果第 5 个问题回答"是",患者将被视为处于危急风险等级。此时必须立即与患者的社区医生(或替补候召社区医生)取得联系,马上安排评估。

② 如果患者表现出具有明显的危急风险等级症状,不要挂断与患者的电话,拨打 112,或者竭尽全力,确保患者立即去急诊室。

③ 如果现场有其他成年人与患者在一起,试图与这个人通话,并确保他/她会陪同患者去急诊室。

④ 立即电话通知或直接面见患者的社区医生(或他们的候召社区医生)。

⑤ 如果社区医生或候召社区医生没有时间处理,个案管理员应接下来尝试与主管精神科医生取得联系。

◎ **第 1~4 个问题的肯定(是)回答**

① 如患者第 1~4 个问题回答"是",患者将被视为处于"紧急等级。

② 必须立即通过电话或直接见面,将该信息传达给患者的社区医生(或替补候召社区医生)。

③ 处于该风险等级的患者应在 48 小时内由合格的心理卫生专家进行评估。

④ 如果社区医生或候召社区医生没有时间处理,个案管理员应接下来尝试与主管精神科医生取得联系。

◎ **第 1~4 个问题的否定(否)回答**

如患者第 1~4 个问题回答"否",患者将被视为处于低风险等级。个案管理员需通过例行的个案管理员表和汇报机制把信息传达给社区医生。

05 抑郁障碍的持续期和维持期

Ⅰ 复发的风险

图 8-2 阐释了长期抑郁障碍治疗过程中的几类治疗结果。

急性期治疗的目标是取得症状的完全缓解,即达到 PHQ-9 分数 <5。

达到缓解后的前 6 个月内,抑郁障碍复发的风险高达 50%。

在患者一生中,抑郁障碍反复发作的风险更高,平均高达 60%~75%。抑郁障碍持续期治疗的目标是保持患者缓解的状态。症状缓解后继续服用抗抑郁药4～9个月可很大程度上减少复发几率。反复发作的患者长期维持服药状态可显著减少复发几率。

维持期治疗的目标是识别这些患者,并督促其积极治疗。症状缓解后只有少数患者会继续服用抗抑郁药。甚至反复发作风险较高的患者也很少接受维持期治疗。抑郁障碍及其他

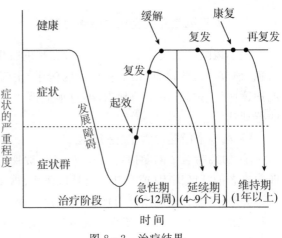

图8-2 治疗结果

慢性疾病如哮喘或糖尿病,都需要接受慢性疾病治疗方法,而不是急性病的治疗方法。

RESPECT抑郁障碍系统通过利用慢性疾病管理方法的基本要素,包括患者教育、患者登记和借助辅助心理咨询的专家治疗指南,重新整合了社区卫生服务站治疗抑郁障碍的方法。

Ⅱ 持续期

症状得到缓解的所有抑郁障碍患者都应接受教育,识别早期复发,并与患者的社区医生或心理健康临床医生预约。

◎ 药物

急性期时靠药物治疗症状已得到缓解的患者应在缓解后的4～9个月内继续服用同剂量的药物,然后在接下来的几周内逐渐减少药量。这段时期内,很多患者不能继续服用抗抑郁药。因此,在接触时,个案管理员对患者治疗依从性的评估和督促起到了很重要的作用。

◎ 心理咨询

是否继续接受心理咨询取决于患者的症状、心理社会问题和心理健康专家的建议。

◎ 个案管理员的作用

不管是选择继续药物治疗,亦或接受心理咨询,还是停止治疗,个案管理员需要进行至少一次通话,评估患者对PHQ-9做出的反应,监控其缓解的情况,这在持续期内发挥了关键作用。

持续期内,个案管理员还要评估复发的风险因素(参见表8-5和《维持期问卷调查》),可向主管精神科医生和社区医生建议是否由持续期进入维持期。持续期

结束时,维持缓解状态的患者可视为康复(如图 8－2 所示),没有抑郁障碍突出高风险因素(如表 8－5 所示)的患者通常情况下可以停药。

表 8－5　抑郁障碍复发高风险因素

1. 心境恶劣(慢性抑郁)

2. 既往有两次或多次抑郁障碍史

3. 一年内有抑郁障碍反复发作史

4. 三年内另外发作一次,其发作具有突然性和致命性

Ⅲ　维持期

继抑郁障碍的复发高风险因素评估之后,接下来的任务是决定高风险患者是否继续接受维持期预防性治疗。

对那些继续接受维持期预防性治疗的患者,应告知复发性抑郁障碍的早期迹象。帮助他们记住当初是如何患上抑郁障碍的十分重要,以便他们尽早识别复发的症状。个案管理员或社区医生应定期做 PHQ-9 评估(即每年一次或两次)。患者会见个案管理员和社区医生的时间安排可见图 8－3。抑郁障碍一旦复发,急性期接触时间表则重新开始。

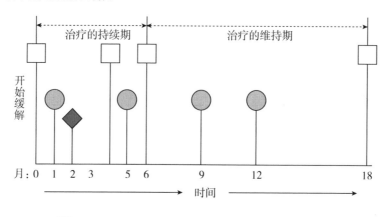

图 8－3　为抑郁障碍典型病例缓解后在持续期和维持期内时间安排(PHQ-9＜5 分)

维持期问卷调查

患者缓解状况维持两个月后再填写。

进行监督通话时讨论结果。

患者姓名：_____　　　填写日期：_____

缓解日期：_____　　　当前的PHQ-9：_____

你一生中像当前这样的抑郁障碍共发作过几次：_____

这次之前的上次发作是在什么时候：_____

心境恶劣（四个标记"＊"的题目，必须作答，以供诊断。）

表 8－6 维持期问卷调查

1. 在过去的两年内,你大部分时间感到难过、情绪低落或抑郁吗 　否(如选择否,本问卷结束)　　是＊(继续做题)		
2. 这两年期间是否曾有两个月或更长时间一直感到不错	否	是＊
3. 大部分时间感到抑郁的时候： ① 你的食欲有明显改变吗 ② 你有失眠或睡眠过多吗 ③ 你感到疲劳或精力不足吗 ④ 你失去自信心了吗 ⑤ 你注意力不集中或决策困难吗 ⑥ 你是否感到绝望 题目3中你有两个或多个"是"的选择吗	否 否 否 否 否 否 否	是 是 是 是 是 是 是＊
4. 抑郁的症状使你感到非常苦恼,或造成你工作、社交或其他重要能力的损害吗	否	是＊

四个标记"＊"的答案都被圈出了吗？

如是,圈出"是"；如不是,圈出"否"。

监督日期：_____

备注及建议：_____

06 实施管理过程

Ⅰ　管理患者电话

继患者在首次办公室会面时确诊,并接受管理建议之后,通常情况下,个案管理员需在第 7 天~第 10 天左右拨打患者电话。随后的日子里,在患者症状得到缓解之前,个案管理员仍需每隔 4 周与患者进行一次通话。其他电话也可以更频繁些,依情况所需,这被称为 PRN 电话。

◎ 新病人资料

第一次办公室会面时,社区医生可通过传真或转交给个案管理员一份《新病人管理表》,其中包括当时填写的 PHQ-9 的复印件,必要时,要有一份签署的知情同意书,以建立新病人的资料。《新病人管理表》信息包括患者的 PHQ-9 分数、治疗方案的细节、患者的首选电话号码以及个案管理员一周后首次拨打管理电话的日期和时间。有时,《新病人管理表》本身包含同意将信息与其他机构共享的条目。这时,患者须在《新病人管理表》上签字,并注明日期,再由见证人签字。以上这些要求都应在实施抑郁障碍管理三要素模式前以书面形式确认。

个案管理员应仔细查阅《新病人管理表》,检查下列各项的完整性和准确性:

① 患者的姓名、出生日期和电话号码。

② 治疗方案的细节,包括药物剂量。

③ 与患者通话的时间(最好定时 1 小时)。

④ 下一次办公室会面日期。

⑤ 同意签名(如需要的话)。

如果《新病人管理表》不完整,需通过电话向诊所获取缺失的信息。有关人口统计学资料,如电话号码或姓名,可通过电话接待员直接获取。有关治疗信息的咨询,诊所的护士或医生助理可能比社区医生更方便回答。

检查 PHQ-9 问卷,核对症状数和得分也很重要。若核实 PHQ-9 得分不准确,通过第一份《个案管理员报告》向社区医生进行反馈。

◎ 建立记录档案

要为每个提供资料的新病人创建各自的档案,并统一编号。每一档案将用来存放该病人的所有表格和文件。为保密起见,管理监督电话中将不使用病人的具体身份,因此编号系统对病人身份识别很重要。所有档案和病人治疗记录都得到安全保管,并由当地保健组织确定其机密性,遵循当地政府关于患者健康保健和治疗的规定。

Ⅱ　管理过程注意事项和信息交流

通常来讲,以下两类表格为抑郁障碍管理三要素模式的过程提供支持,它们是《管理接触日志》和《个案管理员报告》。前者既可以用来在治疗早期阶段指导通话的内容,又可以用作联系每位患者时记录临床事宜的工具。《管理接触日志》也可以作为数据来源,监控具体细节,例如,电话长度或呼叫失败的次数。后者向社区医生提供日常整理的信息。每次与患者例行通话或重要的 PRN 通话联系之后,个案管理员会将该报告传真至社区医生办公室。

◎ **诊所的任务(第一次会面时)**

① 社区医生对患者新出现的或已存在的抑郁障碍信号进行识别。患者填写 PHQ-9 自我汇报表格,并由社区医生/工作人员对所填的内容打分,以确定抑郁障碍的严重程度。

② 个案管理员向诊断为严重抑郁或心境恶劣的患者提供电话服务。接受该服务的患者可能被要求填写一份愿意共享治疗信息的知情同意书。

③ 当患者表示愿意接受第一次管理电话,且由社区医生建议安排下一次办公室会面时,社区医生填写完成概述治疗方案的《新病人管理表》。

④ 通常,社区医生/工作人员会向患者提供可带回家阅读的书面教育材料和可借用的教育音像材料。有时候,这些事情由个案管理员来完成,他们会在第一次会面后,把材料邮寄给患者。

⑤ 社区卫生服务站的工作人员帮助患者进行后续预约,向患者提供合适表格的复印件(即:关于治疗说明的《新病人管理表》和同意书,若两者材料分开的话),并务必在与医生会见后 24 小时内,将这些文件寄至个案管理员。

⑥ 填写好的表格保存在患者的医疗记录里。许多服务站发现,个案管理员在准备附有图表的后续表格时,可使用彩色贴纸标识图表,使之更方便查找。

◎ **诊所的任务(后续会面时)**

① 社区卫生服务站的工作人员为后续安排准备必需的表格,如《重新评估小结表》,可与图表夹在一起以备下次会面使用。

② 社区医生在每次会面后根据抑郁障碍随访情况填写《重新评估小结表》。电话或其他接触所带来的治疗方案的改变也要填写在该表内。

③ 社区卫生服务站的工作人员安排后续会面时间,并将《重新评估小结表》寄至个案管理员。

④ 完成的表格要进行医疗记录存档。

◎ **个案管理员的任务**

① 个案管理员接收来自卫生服务站的信息,包括《新病人管理表》表格和 PHQ-9,在必要时,同时接收同意书。他/她应核实信息的完整性和字迹是否清晰,

若信息模糊,需联系相关的卫生服务站。

② 个案管理员在第一次会面后的第一周应给患者打电话,并在《个案管理员报告》上记录谈话细节。

③ 关于患者治疗依从性和当前病情的重要事项应转记到《个案管理员报告》上,通话后及时送交社区医生。

④ 第一次会面后,个案管理员应每隔 4 周向患者拨打一次电话(必要时应更频繁),直至患者症状得到缓解。

⑤ 个案管理员每隔 4 周通过电话进行 PHQ-9 调查,将分数记录在《个案管理员报告》上。此报告和 PHQ-9 于监督电话之后下次会面之前传真给社区医生。

⑥ 如果患者对问题"i"回答"一半多的时间"或"几乎每天",和/或个案管理员认为患者有自杀风险,参见第四部分——自杀倾向的内容。

⑦ 当个案管理员传真完一份需要引起即刻关注的报告之后,应致电社区医生办公室。

⑧ 若有患者在第 8 周时未见好转,同时治疗方案也未发生改变,个案管理员即与主管精神科医生进行非正式协商,讨论下一步的治疗计划。

07 设计管理接触和拨打电话

对慢性疾病患者进行电话管理的工作者来说,有很多原则是很有用的。以下所列的原则不仅能帮助提高工作效率,而且能减轻工作压力。这些原则的实施都可通过培训课程和监督电话协助完成。

① 保证工作效率(完成《管理接触日志》)和照顾患者需要平衡。

② 认同患者的问题和担忧,需想方设法解决,而不是过多讨论细节。

③ 找到一个患者可遵循的清晰可行的计划。

④ 提供适当帮助:协助患者安排预约、查找心理健康专家的位置、设立自我管理目标、解决问题以克服治疗过程中的障碍。

个案管理员务必牢记自己不是患者的心理健康专家,在与患者通话过程中也要保持警惕,不要误入这一角色。

个案管理员应明白在说服患者回到社区医生这里进行后续治疗前,他们会经历多次失败的尝试。为达到良好效果,整周内于上午,中午和傍晚的时间都可以打电话。这些时间段不一定每天都打,而需在顾及患者的工作、家庭或其他责任时,在预先确定的某些天内拨打。

第一次通话通常为 15～20 分钟,而之后每隔 4 周的任何通话大约需要 30 分钟。后者的通话稍长些,因为要通过电话让患者完成 PHQ-9 的评估。

I 通话前的准备

每次通话前,个案管理员应仔细查看患者档案,确保熟悉患者的确切信息(即:开具的药物、社区医生会面、咨询预约表、已设立的自我管理目标、患者已阅读的教育资料和任何需要问的问题)。适当情况下,通话前个案管理员应把信息由档案转至《管理接触日志》。

事先越熟悉患者的信息,打电话越有利,也更容易填写核对表。个案管理员可以把每位患者的所有信息组织在一份材料内。表格的使用可帮助个案管理员一瞥便知道患者进展和会面历史的关键信息。

II 拨打电话

每次呼叫患者失败时,都要在《管理接触日志》上做记录,包括当天的日期、呼叫时间、通话结果(即语音留言、同其配偶交谈等等)。例如,尝试了 4 次呼叫都失败,每次都留言。在这种情况下,除非患者要求给其留言,不然个案管理员需向社区医生反映通话困难这一问题。如果仍联系不到患者,个案管理员应填写《管理接触日志》反映这一情况,详述联系患者曾采取的措施。同时也可以向社区医生提出将不再尝试联系患者,除非得到其他指示。此时社区服务站应负责联系患者,并通知个案管理员是否联系和何时再联系患者。

通话过程中个案管理员应自我介绍,表明他/她是协助安排这次通话的名为 X 的医生或护师/医师的助理 Y 的身份。自我介绍可以这样开始:

"你好,我是(姓名 Y),我与陈医生一起工作。请问你是(患者的姓名)吗?你现在有空吗?你也许还记得,陈医生告诉你我会在你们会面后进行电话随访的,还记得吗?很好。"

个案管理员必须准备好回答一些问题,如药物的副作用、抑郁障碍是什么、设定或修改自我管理目标等。当然,患者难免会问到一些没准备过的问题,而这些问题由他们的社区医生来回答。若遇到这类事情,不要拖延,应建议患者给社区医生打电话或帮助安排会面。如果个案管理员可以回答这个问题,但是需要查找一些资料,可以建议患者等他们获取信息后再打来电话。个案管理员应在《管理接触日志》上记录患者所有的担忧/问题以及行动计划。

同患者交谈时,建议个案管理员利用《管理接触日志》上的数据为指导进行询问。如发现障碍,可参见第九部分列出的提示语,以便向患者提供帮助。

每次通话时要系统地查看社区医生给患者开具的治疗方案的细节,这点是很重要的。《新病人管理表》提供了大量的信息,便于第一周通话时评估患者的依从性。《管理接触日志》可为通话提供最佳指导。

Ⅲ 个案管理员讨论要点

◎ **药物**

① 核实已取药物。

② 确认药物剂量/服药时间。

③ 确认何时开始服药。

④ 询问是否有药物副作用。

⑤ 识别服药过程中的障碍。

有时社区医生会要求患者第一周先服用一半剂量的药,然后再增加到全部剂量。这时要确保患者遵从这个方案。若采取这种逐级加药的方法,建议在第一次通话后一周再与患者电话联系,确保患者已适当增加药量,而且没有发现新的副作用。

患者时常被问及关于副作用的情况。通常,如果患者难以忍受副作用,应尽快反映这一情况。若副作用甚微,此时需鼓励患者谈论这些副作用。患者可能没有意识到身上的不适便是药物副作用,也不知道这些不适会随着时间的推移逐步自行消失。因此,个案管理员应告知患者可能出现的副作用,如何对抗副作用,何时副作用会消退,以及何时他们会感到好转等信息。当产生的副作用比较异常或非常严重时,个案管理员应及时告知社区医生,并将该信息填写在《个案管理员报告》上,同时建议患者马上联系他们的社区医生。

◎ **心理咨询**

① 核对心理健康专家的姓名和职称(医学博士,社会工作硕士等)。

② 询问是否已预约/是否履约。

③ 核实会面的频率。

④ 识别心理咨询的障碍。

◎ **患者教育**

① 如果已经向患者寄出任何书面资料(或音像),核对是否已接收。

② 谈论资料的要点和/或发送附加资料。

③ 询问患者是否浏览过书面资料和/或音像。

④ 提供信息,解答患者的问题或担忧。

◎ **自我管理目标**

① 查看和社区医生共同设立的目标。

② 如未和社区医生共同设立目标或需要更容易达到的目标,协助患者设立。

③ 评估当前目标的适当性和成功的机率,若目标设立过高,需进行修改。

④ 评估患者进展。

⑤ 评估设立更现实、更可行目标的必要性。帮助患者设立这样的目标。

◎ 下次约见
① 确认后续约见社区医生治疗抑郁障碍的所有时间表。
② 告之进行随后会面的重要性。
② 识别进行随后会面的障碍。

Ⅳ 结束电话

结束电话前,必须再次询问并聆听患者诉说治疗过程中的担忧。可以这样问,"挂电话前,请问,你是否还有一些关于治疗方案的担忧,但是你还没有提起的吗?"

直接询问患者,鼓励他们说出通话前还没有提出来的担忧/问题/障碍等。同时,简要概括这次的谈话内容,并提醒他们 PHQ-9 的复印件(如完成的话)将被寄至其社区医生那儿。挂断电话前双方应商量好下次通话的时间,这可以有效减少之后联系不到患者的几率。

Ⅴ 发起 PRN 通话的典型原因

出于诸多原因,个案管理员还需要拨打附加的或称为 PRN 的电话。这类电话比先前设定好的例行电话通常要短,但对于陷入治疗困境的患者来说则具有重要意义。许多情况下,社区医生和主管精神科医生会根据患者当前状况,在较短的时期内要求更频繁的通话。另外,个案管理员可以根据以下一个或多个因素,决定是否需要 PRN 电话。

① 患者未开始服用整剂量的药物、剂量发生变化或刚换药;或增加了新药。

② 考虑到患者服药摇摆不定的心理、药物副作用的产生、经济困难无法支付更多药费或其他影响服药依从性的因素,担心患者不会继续(或开始)服药。

③ 如果患者难以坚持或想停止会见心理健康专家,需要帮助预约;和/或有保险问题/困难。

④ 如果通话时患者感到不舒服,可再次打电话确认其是否好转。

⑤ 若办公室会面时或与个案管理员通话时已进行自杀风险筛选。

⑥ 如果患者为高龄,且缺乏家庭或社会支持,需要其他人提醒患者遵循治疗方案。

Ⅵ 当前通话的目的

每隔 4 周指定进行通话的具体原因如下:
① 起始阶段电话(初次会面后第 4 周时)。

通话的目的是评估患者当前跟进治疗的情况以及根据 PHQ-9 的结果评估他们对治疗方案的初步反应。

② 缓解阶段电话(初次会面后的第 8 周时)。

本次通话的目的是利用 PHQ-9,继续评估患者当前遵循治疗方案的情况以及对治疗方案的反应。此时 PHQ-9 得分应明显下降。如果分数未下降,很可能需要增加药物剂量或由社区医生更换药物。此时有些患者的症状将得到缓解。因此在通话时提醒患者(特别是症状逐渐缓解的患者)按社区医生的建议继续服药至关重要。当抑郁症状不再明显时,患者很容易停药。如果这个时候停药,复发的几率会非常高。对于症状未得到缓解的患者,每隔四周继续打电话直至症状缓解,然后每隔八周打一次电话以监控缓解期的维持。

Ⅶ 与社区医生的沟通和协调

在《个案管理员报告》上记录与每位患者接触后的概要。所有关于患者治疗方案依从性的细节以及识别具体的治疗障碍都应进行记录。如果障碍由患者发现并解决,也应记录该处理的结果。这些报告应在当前工作日结束时,且在下次预约的办公室会面之前传真给社区医生。

遇到危急/紧急事件时,应尽早通过电话传达。此时,传真报告仍是需要的,但不能把它作为唯一或首要的交流方式。

Ⅷ 对个案管理员的期望:社区医生的向导

◎ 社区医生希望从个案管理员那里得到什么?

① 个案管理员每隔固定时间(第 1、4、8、12 和 16 周时)给患者打电话,并每月组织完成 PHQ-9 调查。

② 应社区医生或主管精神科医生的要求,或基于个案管理员再三考虑,可根据患者状况或治疗需要另外拨打电话。

③ 每次通话后,将书面的《个案管理员报告》送至或传真至社区医生办公室。

④ 每周监督时,个案管理员将与精神科医生一起查看新病例、治疗未起效的病例和疑难病例。

⑤ 如果精神科医生对治疗方案提出建议,个案管理员将以《个案管理员报告》形式进行传达。有时主管精神科医生可能直接打电话提供/谈论治疗方案。

⑥ 危急事件发生时,即:患者突然自杀时,社区医生(或他/她的替补医生)应被电话告知。

⑦ 个案管理员将向患者提供关于抑郁、药物、咨询以及自我管理目标设定的教育信息。

⑧ 个案管理员将从各方面帮助患者遵从社区医生提出的治疗方案。

⑨ 个案管理员将找出患者在执行治疗方案过程中的障碍,并帮助患者解决问题,或协助其找到解决问题的方法。

⑩ 初次通话时,个案管理员将至少尝试打 3 次电话联系患者。如果经过这些

"诚恳"的努力后,仍不能通过电话确定患者所在位置,个案管理员将同时寄信给社区医生和患者,表示如果患者想继续接受管理,应主动联系个案管理员或他/她的社区医生。

⑪ 个案管理员应准备一份记有未能继续接受管理的患者名单以及其原因的通知,并协助患者找到可以接听管理电话的合适人选,并鼓励患者多与这些人保持积极联系。

◎ **社区医生不希望个案管理员做什么**

① 个案管理员不得泄露患者的病史,病情,治疗等方面的信息。如果个案管理员从这些特殊的信息中获益,应引起充分的重视。

② 个案管理员无需提供心理咨询或治疗的服务。如果患者不能接受这一要求,个案管理员应向患者再次强调。此外,个案管理员也不要过分深入地讨论患者的家庭困难、丧失和悲痛、或其他社会心理问题。反之,个案管理员应向患者指出,他/她如果在面谈的时候将这些问题向医生提出可能会受益匪浅。

③ 个案管理员不能自行制定患者与医生面谈的计划,以及其他治疗过程中需要进行的会面。

④ 个案管理员不要进行家访。如患者或社区服务站要求,或精神科以及医生建议,个案管理员可事先以合适的方式和他们讨论一下这件事。

⑤ 个案管理员不提供保险咨询。如果患者有这方面的要求,个案管理员应帮助患者确定合适的人/机构来解决,鼓励患者给上述相关的人打电话以及进一步的接洽。

08 管理监督和数据管理

Ⅰ 管理监督电话

通常个案管理员每周都打管理监督电话。参与者主要是个案管理员和主管精神科医生。他们专门为管理过程设定规范的监督议程,从而制定通话的流程格式。个案管理员的上级或社区医生的上级也常参与。

Ⅱ 管理监督议程

开发的 Excel 数据表作为监督议程,对主管精神科医生的通话内容进行编排。该数据表应于每次通话前以加密的电子邮件或安全的传真形式转发至通话参与者。表格的每一编号区通常可登记 4～6 名患者。其他患者增添的行列可以在电子文档中轻松粘贴。

个案管理员将以监督议程为指导,准备会议的内容。有时几个个案管理员同时参加监督电话,可先把数据进行编辑,然后交给个案管理员的上级,最后让他/她把信息整合成一份监督议程。建议监督议程应在监督会议前至少 24 小时内完成并转发,确保参会人员熟悉会议的内容并能进行适当提问,与主管精神科医生构成会谈的主体。

Ⅲ　监督会议中的汇报和讨论

以下部分将作为一项指南,概括介绍细节类型和等级,供个案管理员与主管精神科医生一起查看。同时这里也可能需要提供其他信息以阐明患者的状态,每个"备注"一栏都为信息输入提供良好的机制。

◎ **登记状态**

① 已登记注册的患者总数(监控的患者总数)。

② 自上次监督电话以来转诊患者的总数。

◎ **查看新病例**

监督初始阶段,应谈及所有新转诊的患者,让主管精神科医生把握所提供的信息是否确切。另外,主管精神科医生或个案管理员的普通谈话会有利于社区医生寻找治疗的方向。

例如,社区卫生服务站是否在帮助患者挑选合适的时间接听首次个案管理员电话、电话号码是否正确、药物是否合适、剂量是否都清楚、患者是否刚开始服用叫少剂量的药,是否打算过后增加剂量、自我管理目标是否设立、PHQ-9 得分是否正常;或者如果 PHQ-9 问题"i"是肯定的,社区医生是否做了自杀筛选。开始几周后,个案管理员应只提及那些值得警惕的病例。

◎ **查看第 4 周的反应**

把所有已完成第四周通话的患者进行分类,可根据以下特点分成预先设定的小组:

① 充分初步反应,PHQ-9 分数自基线减少 5 分及以上(自第一次与医生会面后)。

② 不充分反应,自基线无分数减少或增加。

③ 次优反应,自基线减少 2～4 分。

主管精神科医生将确定患者初步反应的充分程度,并讨论治疗方案的任何可行的变动。

◎ **查看第 8、12、16 周的反应**

按上述办法,把所有已完成第 8、12、16 周通话的患者分成预先设定的小组。

◎ **疑难病例**

本部分为需要关注的患者和议程类别之外的患者提供了讨论的格式。需要关注的有如下一些原因:有些是持续不断的副作用,有些是依从性差,有些是担心可能诱发其他共存的病症,如躁狂。

此处也包括被安排进行 PRN 通话的患者(且不包含在其他议程类别里面)。这就便于主管精神科医生谈论关于依从性的问题、药物的副作用方面、也有关难以完成精神健康建议的相关问题等。

◎ **总结与下一步行动**

监督电话的最后一项是由主管精神科医生、主管社区医生和/或个案管理员发起的关于通话中谈论的行动项目的总结。总的来说,当建议更换药物/讨论更换药物或推测可能发生并发精神状况时,主管精神科医生需与社区医生接触讨论。另外,应记录个案管理员通话后采取的措施,其中也包括在监督通话的基础上再次与患者接触。随着时间的推移,当个案管理员和主管精神科医生对管理体系较为得心应手之后,他们应开始讨论改善管理体系和提高效率的问题。

09 技巧练习(供个案管理员使用)

I 最初第一周的通话——药物治疗的障碍

◎ **患者由于以下原因未开始服药**

(1)因诊断为抑郁障碍而难受

患者可能会说:

"我没有感到抑郁啊。"

"我认为我没那么抑郁。"

"我只是感到有压力而已。"

继续探问

"你认为你怎么了?"

干预:

① 向患者解释社区医生诊断的合理性,并且接受治疗会带来极大帮助。

② 探求为何对诊断感到不安心(他们认识患抑郁障碍或严重精神疾病的人吗?或许这是他们感到恐惧的原因。)

③ 探求他们对患上"抑郁障碍"的看法,消除一些误解。

④ 如果患者仍固执地认为他们没患抑郁障碍,承认他们的观点,把注意力放到他们的症状上。

⑤ 例如,告诉患者他们所服用的药物能帮助他们缓解失眠的问题。

⑥ 与患者进一步交谈后,如果你感到他或她已对"诊断"不再敏感,你可以向其提及"抑郁障碍"是他们所遭受的各种症状——失眠、绝望感等(即 PHQ-9 上所核对的方方面面)的综合。

（2）服药后感到不适

患者可能会说：

"我不是药罐子。"

继续探问：

"你过去有服药的经历吗？"

干预：

① 帮助患者分析在什么情况下必须服药。

② 帮助他们认识到治疗抑郁障碍和治疗高血压、糖尿病（或其他类似的疾病）一样是需要服药的。

③ 有时把服药比作乘公交车可以带来帮助。向患者解释，他们不服药虽然也有可能好转，但这个过程却是艰难的。就像一个扭伤腿的人要从 A 地到达 B 地，他可以步行去，但乘坐公交车会更方便快捷。在公交车这个类比中，一旦这个人的腿治愈，他/她就可以不需要公交车了。因此，他是在短期内利用了可取的帮助。服药也是如此。药物可以临时帮助患者度过困难的时期。最终，人们会强健自我，不再需要药物辅助。

④ 至于有些患者发现服药后感到明显好转，于是他们决定一直服用下去。此时提及这点也很有帮助。

⑤ 需要委婉地提醒他们，他们的问题和担心不会自行消失，而且对大部分人而言也不会自然消失。

（3）认为服用心理健康药物是耻辱，很担心

患者可能会说：

"我不想依靠抗抑郁药物。"

"我不希望有人知道我服用过抗抑郁药物。"

继续探问：

"服用抗抑郁药物时，你担心什么（他们或许知道有人有副作用）？"

或者，他们或许担心通常大家所认为的耻辱或担心是某些人的看法。

"你认为谁会苛刻地看待你服药这件事？"

干预：

① 把服药比作照顾自己，询问患者如果没有照顾好自己，别人会怎么看待。

② 向患者解释，抑郁障碍是一种疾病状态，当大脑缺乏某种神经传递素时，人便会患上抑郁障碍。

③ 这不是性格缺陷的问题，也不是仅靠毅力或"靠自己的努力"便能克服的问题。

④ 询问他们是否曾经得过糖尿病或认识糖尿病或肺炎患者，这些人是否一定要服用药物。

⑤ 需要帮助患者演练如何向家人说明其目前的状况及需要进行的药物治疗。给他们邮寄药物教育资料。

（4）对药物作用不清楚

患者可能会说：

"我不明白为什么社区医生开这种药。"

"我甚至不明白这药有什么用。"

继续探问：

"社区医生是怎样告诉你的？"

干预：

① 利用这个机会，向患者讲述药物的作用（给他们邮寄药物教育信息资料，如果他已经收到，则和他们一起阅读）。

② 建议他们在下次会面时可与社区医生探讨关于药物一事，并向其咨询为什么要开这种药。

（5）担心上瘾

患者可能会说：

"我不想一辈子服药。"

"我不想药物成瘾。"

继续探问：

"你听说过或知道有人药物成瘾吗？"

干预：

① 告诉患者抗抑郁药物不会上瘾。

② 向患者解释，服药达六个月至一年，有时甚至更长的时间是很正常的。确保让患者了解，服药多久应由社区医生来决定。

③ 向患者强调，若事先没有告知社区医生，不得擅自停药或改变药物剂量。

④ 告诉患者：常有患者在感觉病情好转以后就擅自过早停药，而这往往造成病情复发。

（6）担心买药的能力

患者可能会说：

"我没有保险，我很可能买不起药。"

继续探问：

"你向社区医生反映这个情况了吗？"

如果他们有保险，但不确定心理健康是否也在保险范围内时，询问：

"你打过保险单背面的电话，询问过心理健康保险的事了吗？"

干预：

① 建议他们告知社区医生，因为没有处方保险或补偿的患者可以获取普通

药、药品样本或求助于优惠计划。

② 帮助他们找到保险单背面咨询心理健康/物质成瘾的电话。

③ 如果你觉得他们太没信心,帮助他们致电保险公司。

Ⅱ　最初第一周的通话——心理治疗的障碍

患者由于以下原因未能与心理健康专家安排预约:

(1) 患者有过负面经历

患者可能会说:

"我以前也有过心理咨询,但发现没什么帮助。"

继续探问:

"你上次咨询是什么时候?"

"你喜欢你的心理卫生专家吗?"

"你当时咨询了多长时间?"

"你知道你自己为什么不喜欢那次经历的具体原因吗?"

干预:

① 鼓励患者找出那次咨询没有任何帮助的原因。

② 帮助患者找到他们不喜欢上次咨询经历的原因,患者就会清楚他们需要什么。你可以帮助他们找到正确的情景。

(2) 患者从未咨询过,对咨询感到紧张

患者可能说:

"哦,我太忙了,还没空打电话过去。"

"我还不确定我是否该现在就去。"

继续探问:

"你对咨询有什么疑问吗?"

"你需要帮助预约一下吗?"

干预:

① 告诉患者我们可以从咨询中得到什么。

② 当然了,要对患者很忙(这可能是事实)表示理解。然而,通常情况下这是由于患者内心潜在的不安或冲突导致了预约的延迟。

(3) 认为看心理卫生专家是耻辱,很担心

患者可能说:

"我还不至于那么糟糕。"

"我还没疯掉呢。"

继续探问:

"你认识咨询过医生的人吗?"

如果说有认识,再问"他是怎样告诉你的?"

干预:

告诉他们真正"疯掉"或患精神病的人是不会去咨询的。而正是健康的人需要帮助时才去看心理卫生专家的。

(4) 进行预约有困难

患者可能会说:

"我多次在心里健康中心留言,但没人回复我。"

"我打电话过去都没人接听。"

继续探问:

"你需要帮助预约吗?"

干预:

帮助他们安排第一次预约。也许你也会遇到困难,但通常情况下,打到社区医生办公室的求助电话还是能较快得到回复的。

Ⅲ 第 4、8、12、16 周的通话——治疗障碍

患者出于以下原因正考虑或已停止用药:

(1) 担心副作用

患者可能会说:

"我感到口干。"

继续探问:

"口干多长时间了?"

"你有多讨厌你的口干症状?"

干预:

① 向患者解释,大部分的副作用会在几周内逐渐减退或消失,如果副作用不是很让患者心烦,劝导他们应该再耐心点。

② 告诉患者如何对付这些症状的小窍门。例如,吮吸无糖硬糖和勤喝水可帮助缓解口干。

③ 药物伴着食物服下可帮助缓解胃肠不适。

④ 如果副作用很让人受不了,向患者解释,找到合适的药物之前需要经历错误的尝试。

⑤ 患者可能尝试几种不同的药物才能找到适合自己的药。

⑥ 承认这一过程会使人沮丧,毕竟人们只是想好转,而不是拿自己做药物试验品。

⑦ 向患者强调,向社区医生反映药物副作用的重要性。

⑧ 如果患者已经停药或你觉察出他正打算这样做,电话结束时鼓励患者给

社区医生打个电话。（参见抗抑郁药副作用）

（2）患者感到好转

患者可能会说：

"我感到好多了，所以我不需要再继续吃药了。"

继续探问：

首先表示药物能帮助他这太好了。继而向患者解释，通常人们会在感到好转的时候有停药的想法。但是，即使感到好转，最好继续服药一段时间，并且何时停药应由社区医生决定。

（3）没有改善

患者可能会说：

"与服药前相比，我感觉没有任何变化。"

"我不明白为什么没有好转。"

继续探问：

"你期望什么时候感觉有好转？"

"社区医生告诉你什么时候你应该开始好转？"

干预：

① 向患者解释，至少需要 6 周左右的时间患者才能体验到药物的积极效果。

② 如果这段时间过后患者仍未感到积极效果，他们需要向社区医生反映，尝试另外一种药（参见药物部分，关于如何告知患者药物治疗时间表的建议）。

（4）想停止咨询，因为感觉咨询好像没用

患者可能会说：

"我不再去看心理卫生专家了，因为咨询似乎不起作用。"

"我中断了几个疗程，我也不想再回去了。"

继续探问：

"开始咨询时，你期望从中获得什么？"

"你觉得你和心理卫生专家保持联系了吗？"

"你过去有过咨询的经历吗？"

如果回答有，询问具体情况。

干预：

① 帮助患者明白他们为什么想停止咨询。

② 有时主要问题在于患者找错了心理卫生专家，而不是咨询本身对患者不起作用。

③ 利用这个机会告诉患者咨询可以带来什么变化，以及变化发生的时间。

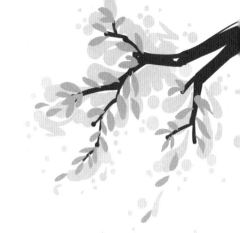

第九章
宣教材料

抑郁障碍是什么?

Ⅰ 一般描述

抑郁障碍是一种极为常见,且治愈率很高的医学疾病。目前,我国抑郁障碍的患病率达 3%~5%,患者人数约达 2600 万。抑郁障碍既不是性格缺陷的问题,也不是个人弱点的表现。抑郁障碍是可以治愈的。通过采取有效的治疗方案,大部分抑郁障碍患者得到充分治疗后几周内就开始有所好转。遗憾的是,许多抑郁障碍的患者不向社区医生诉说自己的感受。因此,和社区医生谈论自己的感受是抑郁障碍患者通向好转的至关重要的一步。

Ⅱ 什么是抑郁障碍

抑郁障碍并不仅仅是感到"糟糕透了",也不仅仅是哀伤所失去的人或事,或烦恼所处的困境。抑郁障碍是一种医学疾病(正如糖尿病和高血压是医学疾病一样),它影响到你的思想、感受、身体健康和行为。严重抑郁障碍的患者几乎每天都要承受诸多症状的困扰,而这种情况至少持续两周。

Ⅲ 症状包括

(1)感到难过、无精打采或糟糕透了

(2)对平时喜欢做的事情失去兴趣

(3)感到反应迟缓或烦躁不安

(4)睡眠障碍或睡眠过多

(5)精力不足或总是感到疲劳

(6)食欲大振或食欲不振,或体重增加或减少

(7)注意力不能集中,思考、记忆或决策有困难

(8)无价值感或内疚自责

(9)想到死亡或自杀

Ⅳ 如果我得了抑郁障碍,该怎么办

抑郁障碍是可以治疗的,这对抑郁障碍的患者来说是个好消息。社区医生可以采取心理咨询、开抗抑郁药物和/或请心理卫生专家会诊等方式有效地治疗抑郁障碍。和社区医生谈论自己的感受是患者治疗抑郁障碍过程中至关重要的第一步。接下来,积极参与治疗、提问,遵从你和社区医生共同定下来的治疗方案,自始

至终配合社区医生,使抑郁障碍得到最有效的治疗。

抑郁障碍的自我管理行动计划

患者：_____

医生：_____

诊所：_____

电话号码：_____

I 保持身体健康

确保每天花时间进行体育锻炼,例如,每天步行一段时间。

接下来的一周,我每天将至少花_____分钟(不要紧张,设置合理的时间)做 _____
_____

II 抽空娱乐一下

尽管你可能觉得没有积极性或没以前好玩,但确保每天都进行一些有趣的活动——例如,发展兴趣爱好,听音乐或是看录像。

接下来的一周,我每天将至少花_____分钟(不要紧张,设置合理的时间)做_____
_____

III 与支持你的人在一起

当你感到抑郁时很容易变得不愿和他人接触,但你需要朋友和爱你的人。如果可能的话,向他们解释你的感受。如果你不愿讨论也可以——只要求让他们和你在一起,或留下来陪你做件事情。

下一周,我打算至少花_____时间(不要紧张,设置合理的时间)与
_____(姓名)做/谈论_____
_____(姓名)做/谈论_____
_____(姓名)做/谈论_____

Ⅳ　练习放松

对许多人来讲,抑郁障碍带来的变化(诸如不再从事以前的活动和承担以前的责任,感到越来越难过和绝望)导致焦虑。由于身体的放松可以带来精神的放松,练习放松是另外一个帮助你自己的方法。试着深呼吸,或泡个温水浴,或找一个安静、舒适、安宁的地方进行自我疏导(如,"一切都好。")。

下周的每一天,我将练习身体放松至少 ＿＿＿＿＿＿ 次,每次至少 ＿＿＿＿＿＿ 分钟。
(不要紧张,设置合理的时间)。

Ⅴ　简单目标和每一小步

抑郁时,很容易感到力不从心。有些问题和决定可以拖延,但有些不能。感到难过、没有精力和神志不清时,很难对付这些问题。试着把问题分成一小步。完成每一步时表扬一下自己。

问题有 ＿＿＿＿＿＿＿＿＿＿＿＿＿＿＿＿＿＿＿＿＿＿＿＿＿＿＿＿＿＿＿＿

＿＿＿＿＿＿＿＿＿＿＿＿＿＿＿＿＿＿＿＿＿＿＿＿＿＿＿＿＿＿＿＿＿＿

我的目标 ＿＿＿＿＿＿＿＿＿＿＿＿＿＿＿＿＿＿＿＿＿＿＿＿＿＿＿＿＿＿
第一步 ＿＿＿＿＿＿＿＿＿＿＿＿＿＿＿＿＿＿＿＿＿＿＿＿＿＿＿＿＿＿＿
第二步 ＿＿＿＿＿＿＿＿＿＿＿＿＿＿＿＿＿＿＿＿＿＿＿＿＿＿＿＿＿＿＿
第三步 ＿＿＿＿＿＿＿＿＿＿＿＿＿＿＿＿＿＿＿＿＿＿＿＿＿＿＿＿＿＿＿

 下次与社区医生会面前,你完成这些活动的可能性有多大?

不可能	1	2	3	4	5	6	7	8	9	10	很可能

Ⅵ　饮食要均衡有营养

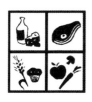 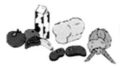

Ⅶ 关于抗抑郁药，你应该知道的事

 抗抑郁药不会成瘾或养成习惯。他们不是兴奋剂也不是镇定剂。从医嘱服药是安全的。如果你喝酒或在服用其他药，请告知医生。

 你知道吗？只有每天都服用，抗抑郁药才能起作用！

服用抗抑郁药，一般会在1～4周后起效，但大多数人在服药的1～4周内会有一些副作用产生，你可以列出你在睡眠、食欲、注意力、情绪和精力方面的副作用：

(1) 睡眠

(2) 食欲

(3) 注意力

(4) 情绪

(5) 精力

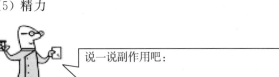

说一说副作用吧：

请求药剂师把药物的副作用打印出来。医生想让你知道以下内容：

(1) _____ (2) _____ (3) _____

> **第一周最艰难**
> 有些人出现轻微副作用，但他们还没感到药物发挥作用。
> **坚持到底**
> 通常副作用在几天之内会慢慢消失，并且药物很快开始起效。

如果想停药，必须先给医生打电话。

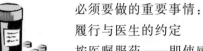 必须要做的重要事情：

履行与医生的约定

按医嘱服药——即使感到好转

与医生交流——问问题，告诉他你的感受

如有一次忘记服药，不要加倍剂量——下次按时服药

如发生下列任何一项，停止服药并致电诊所：

疹子   诊所/医生姓名

严重副作用   电话

患者服用抗抑郁药的主要说明

每天坚持服用,抗抑郁药才能起作用!

抗抑郁药不会成瘾。

药效慢慢呈现。

即使好转后也要继续服药。

轻微副作用的存在很正常,并且通常随着时间的推移得到改善。

如果正考虑是否停药,请先给主治医师打电话。

治疗的目标是达到彻底缓解。有时需要几次换药过程。

精神疗法快览

精神疗法中,抑郁障碍的患者与合格的心理卫生专家(治疗师)一起合作,专家倾听患者,与患者交谈,帮助患者纠正过于消极的想法(这些想法加重了抑郁情绪),改善他们与其他人的关系。

抑郁障碍的精神疗法不是谈论童年,而是专注于当前问题和对付问题的方法。

◎ 精神疗法治疗抑郁障碍

精神疗法在治疗许多抑郁障碍患者时和抗抑郁药一样有效。精神疗法可以以个体治疗形式进行(只有你和治疗师),也可以以团体治疗形式进行(治疗师、你和其他类似患者),或者可以进行家庭或婚姻治疗,由治疗专家、你和配偶或家庭成员参加。多数以上的轻度至中度抑郁障碍患者愿意进行精神疗法。咨询时间的长短因人而异,通常抑郁障碍的患者每周进行一小时的咨询,共持续 6 周~20 周不等。如果 6~12 周的咨询后抑郁障碍没有得到明显改善,通常意味着你需要尝试其他治疗方法。不建议单独把精神疗法作为复发性、慢性或重性抑郁障碍患者的唯一治疗方法。这些类型的抑郁障碍需要药物治疗,也可以结合精神疗法。

◎ 为使医生通过精神疗法有效治疗抑郁障碍,你该做什么?

① 履行所有与治疗专家的约定。

② 诚实坦率,多问问题。

③ 与治疗专家合作(例如,完成分配给你的任务,这些任务属于治疗的一部分)。

④ 与社区医生保持联系,告诉他/她治疗的进程(例如,抑郁障碍的病情是好转还是更糟了)。

技能训练

Ⅰ 社区医生的角色

(1) 初次面谈——15 分钟

① 询问两个筛查性的问题(1 分钟内)。

② 指导患者填写 PHQ-9 问卷(1 分钟——解释问卷内容并要求患者完成填写)。

③ PHQ-9 打分(2 分钟)。

a. 诊断

b. 严重程度

c. 治疗要求

④ 评估自杀风险(1 分钟)。

⑤ 向患者阐述诊断的内容(2 分钟)。

⑥ 引导患者选择治疗方案(2 分钟)。

⑦ 给患者提供关键的宣教资料(1 分钟)。

⑧ 利用资料设定自我管理的目标(2 分钟)。

⑨ 解释和推荐管理(1 分钟)(管理人员: _____)。

⑩ 完成向管理诊所推荐(2 分钟)。

(2) 管理人员电话联系

初次会面后 1 周:患者开始抗抑郁药物治疗,尚无副作用表现。

Ⅱ 患者的角色

患者,45 岁,男性,有胸痛症状。总是害怕会有一天心脏病发作。已经到急诊科去看过两次了,最近还做了一次冠脉造影。心血管医生说:"别担心。你没什么问题。"自从其配偶生病后就一直处于这种压力状态。患者曾经担忧,易怒,对工作失去兴趣。也曾在半夜醒来,没做什么体力活却减轻了 10 斤。患者自觉心情还不错。确信如果胸痛问题解决了,所有的事情就会变好的。常常会在晚上的时候想"生活为什么会这样?",不过患者没有自杀的想法。

(1) 初次面谈

① 当医生提出两个筛选性问题时,患者应该积极正面地回答

② 当医生要求患者完成 PHQ-9 问卷时,他应该完成后交还给医生。

③ 当医生问到是否觉得死了更好时,他回答说:是,但没有死的计划。

④ 当医生问他对治疗方案的选择时,他回答说:愿意接受药物治疗,但不想进行任何咨询治疗。

（2）初次面谈后 1 周,康复管理人员与他电话联络。

你已开始抗抑郁药物治疗,目前还没有副反应表现。完成下一页的 PHQ-9 问卷。

（3）初次面谈后 4 周,与康复管理人员电话联系

他已经感到症状明显的改善。配合康复管理人员完成 PHQ-9 问卷的随访。

（4）6 周后随访面谈

① 完成康复管理人员报告和 PHQ-9 随访问卷。将三个表格都交给社区医生接着开始之后的面谈。

② 如果被问起,则回答同意增加当前的治疗。

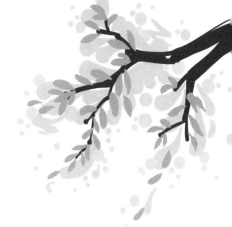

第十章
社区卫生工作人员的压力管理

本书前几章详细介绍了有关老年抑郁的现状、管理、适用量表、药物治疗指南等内容。本书不仅关注如何更加有效快捷地治疗和管理老年抑郁障碍，同时还积极关注并服务于老年抑郁管理的社区卫生工作人员。

社区卫生工作人员在积极服务和管理老年抑郁人群的过程中，会接触到各种各样的压力情境。而过大或超负荷的负面压力不仅会影响工作人员的工作效率，更严重的会损害他们的身心健康。

因而，本书在最后一章中会对那些积极致力于老年抑郁管理的工作人员有一些有效的帮助。希望通过有效的自我压力管理，帮助社区卫生工作人员更加积极有效地应对压力。

压力管理实践——迈向健康之路

01 什么是压力管理实践?

压力影响我们每个人。每天的生活充满了各种潜在的压力事件——交通拥堵、工作压力、每天的小烦恼、缺少时间或者金钱。有的时候压力可以起到正面的效果，因为它可以帮助你实现生活的要求。但是过多的压力会带来很多问题，包括影响你的身体和心理健康，损害你和朋友或者家人之间的关系。

当发生重大事件时，比如失业、离家，或者很多日常烦恼不断积累起来，不管你是否体验到压力，你应对的方式决定了这些压力将会对你的生活产生什么样的影响。当对自己的要求超过自己的能力时，不健康的压力就会产生。除非你采取行动来管理或者减少压力，否则紧张感将会占据你。所谓压力管理，是指每天至少安排 20 分钟进行一个健康的活动，比如和别人聊天，进行体育活动或者规律的放松练习来管理压力。我们称之为"有效地管理压力"。健康的活动可以阻止你用一些不健康的行为，比如吸烟、过度饮食、酗酒或滥用药物来应对压力。

当你准备好的时候，可以进行下面的一些活动来管理你的压力：

（1）锻炼

（2）瑜伽

（3）和别人聊天

（4）培养兴趣爱好

（5）安静地独处

（6）做你喜欢的事情

（7）听让人放松的音乐

（8）愉快地阅读

（9）沉思

（10）放松锻炼

（11）利用视觉意象放松

（12）深呼吸

（13）积极的、愉快的社交活动

02 常见的压力情景

（1）工作面试

（2）晋升

（3）在一个新的管理者下面工作

（4）观看体育比赛

（5）第一次约会

（6）申请抵押贷款

（7）进行测验

（8）疾病

（9）工作即将截止

（10）平衡工作和家庭的关系

03 有效的压力管理手册

有效的压力管理手册（Pro-change lifestyle program for effective stress management）是一个独特的项目，它将告诉我们如何以一种健康的方式来管理压力。该项目是基于对正常人群 30 年来的科学研究结果而开发出来的，它包括很多非常有效的方法。不论你是否准备充分，这些方法都可以让你更多地了解你自己的压力是什么，以及如何更有效地管理压力。你可能已经听说过压力管理是可以为自己的健康和幸福所做的最简单和最好的事情之一。不管你是否已经准备好进行有效的压力管理，这个项目可以满足你的个人需求，让你按照自己的步骤进行工作。

该项目的独特性：

（1）该项目针对任何想要更加健康地管理压力的个体，不管你是否准备好

（2）它是有针对性地服务于你的需求

（3）当你准备好了以后，就可以按照自己的步骤来不断向前推进

（4）你可以使用从这个项目里面学到的方法来改变你的行为

04 进行有效的压力管理,你准备好了吗?

我们知道并不是每个人都已经准备好开始有效地管理压力。有些人仍然没有开始尝试,因为他们认为这太难了。很多人想要开始,但是却不知道该从何处开始。

这个项目对每个人都有意义。它由 5 个阶段组成,人们会随着健康的生活方式的改变而不断地进步。不管你是处于哪一个阶段,你都可以在有效地管理压力方面不断地进步。

5 个阶段:

1. 尚未考虑(Precontemplation)

你在接下来的一段时间里(通常为 6 个月)没有打算进行有效的压力管理实践。

2. 认真考虑(Contemplation)

你打算在接下来一段的时间里(通常为 6 个月)进行有效的压力管理实践。

3. 积极准备(Preparation)

你打算在接下来的 30 天里进行有效的压力管理实践。

4. 采取行动(Action)

你已经在练习有效的压力管理实践,但是时间上不到 6 个月。

5. 保持成果(Maintenance)

你已经在练习有效的压力管理实践,时间上已经持续了 6 个多月。

05 尚未考虑,没有有效地管理压力的打算

如果你处于该阶段,那么你还没有准备好去开展健康的压力管理活动。那没关系,这个项目已经帮助了很多像你一样没有准备好的人,我们同样也可以帮助你。大部分有压力的人都想要有效地管理压力,但是很多人就是没有准备好。这听起来像你吗?

你是否存在以下感觉:

(1)试图管理自己的压力(可能是压倒性的压力)

(2)没有时间来处理压力

(3)不知道该怎样开始有效地管理压力

在这一部分,你会找到一些练习,这些练习已经被科学地证明了可以帮助像你一样的人。这些练习不需要你做任何事情,它们会给你提供新的思路。

你可以先开始做一个练习,然后再回过头来进行剩下的练习,或者现在就做完

所有的练习。

I 加强优势

感觉没有准备进行用健康的压力管理活动的人通常都没有注意到进行有效的压力管理活动的好的理由。当你准备好的时候,好的理由越多,或者好处越多,采取下一步行动就越容易。

有效的压力管理有以下几项好处:

(1)你可以减少出现以下问题的风险

高血压;消化问题;长期疲劳;焦虑;抑郁;性问题;头痛;酒精/药物滥用;中风;感冒、流感、喉咙痛;癌症;高血糖;冠心病;免疫系统受损;肠道易激综合征;颞下颌关节机能障碍综合征。

(2)你将会得到以下好处

身体将能够更好地抵抗疾病;注意力将会集中;动机将会增强;健忘的周期会缩短(periods of forgetfulness should lessen);做决策的能力会改善;对将来过多的担忧可能会减少。

(3)你可能出现以下变化

感觉更加健康;颈部疼痛减少了;更加享受生活;心理上的压抑减少了;有更多的活力;睡眠更好;受伤更少;哮喘、荨麻疹、湿疹的患病率更低;呼吸更加容易;后背痛减少;肌肉张力减轻。

(4)对男性特有的好处

可能会减少工作上不胜任的风险。

(5)对女性特有的好处

可能会减少患乳腺癌的风险;可能会减少你生出一个早产儿或者低体重婴儿的可能性;生活不规律的可能性将减少;狂躁的次数减少。

(6)对你的生命当中重要的人的好处

你所爱的人将减少对你健康的担心;你不会对周围的朋友、家人和工作搭档的不满;和其他人的关系将会改善。

(7)管理压力可以对你的自我形象有正面的影响

对于未来有更多的兴趣;自尊会提高;更加放松;不那么紧张;对生活有更多的控制感;工作可以做得更好;更有条理和组织性;生活和工作能更好地平衡。

可以加入更多你认为的好处并且按照重要程度进行排序:

(1) _____

(2) _____

(3) _____

....

Ⅱ　了解事实

研究已经表明学习越多的压力知识,可以帮助人们更多地进行有效的压力管理实践。没有准备好有效地进行压力管理的人通常会自动屏蔽压力是健康风险这一信息。你知道压力的表现是什么吗? 压力是怎样影响你的疾病风险? 压力主要来自于哪些方面?

你对压力和压力的影响这些不太被人知道的事实了解多少呢? 这个测试会告诉你。

True or false 小测验

① 过度压力的表现通常少于 20 个迹象。

② 常见的压力来自于家庭、工作、金钱、健康和每天的烦恼。

③ 高水平的压力会影响免疫系统。

④ 压力会影响或者加剧高血压、失眠、肠道易激综合征和抑郁。

⑤ 一些人格特征使得压力更加难以应对。

答案:

① 错。关于压力至少要有 20 种症状表现。接下来提到的这些症状都可以是过度压力的标志:头痛、肚子痛、胸闷气短、口干、手出汗、头痛、呼吸急促、磨牙、发火、眩晕、注意力困难、抑郁、恐惧、腹泻或便秘、饮食问题、焦虑、皮疹、颈部僵硬、性问题、吸烟、药物或者酗酒增多、疲劳、哭泣、脾气变坏、回避朋友和爱人、变得容易忘事。

② 正确。家庭:平衡工作和家庭、婚姻、分居或离异、怀孕、教养、看护和死亡之间的关系。

工作:太多的工作、截止日期、缺乏对决策的参与、筋疲力尽、不灵活的时间、工作不确定、不满意的周边环境、被解聘求退休。

金钱:预算紧缩、收入固定、住房成本、赡养费和纳税。

健康:疾病或伤害、慢性疾病、难以完成每天的工作任务、超重或体重过轻。

每天的烦恼:交通、睡过头、汽车出问题、长长的队伍、天气不好、丢东西、家务杂事和噪音。

③ 正确。压力和免疫功能的改变有关,包括感冒风险的增加、抵抗力下降;出现癌症的可能性增加,存活的概率减小;突发性过敏、哮喘、慢性疾病比如糖尿病和艾滋病。

④ 正确。压力增加了个体对这些疾病和一些其他的慢性病情况的易感性。

⑤ 正确。人格、性别、文化背景和过去的经验会影响对应急源的情绪和行为反应。

Ⅲ　减少防御

使用健康的行动来管理压力可能会受到很多人的压力,包括你的配偶、家庭成员、同事或者医疗服务提供者。考虑到所有的这些压力,你可能会习惯于使用不健康的方式来防御压力。事实上,这些压力可能会让你更加想要使用那些不健康的习惯。为了迈出有效压力管理的第一步,你需要减少你的防御。当你逐渐意识到自己使用何种防御时就可以帮助你更少地使用它们。

检查如表 10-1 所示的防御方式是不是你经常使用的?

表 10-1　防御方式

防　御	实　　例
责备	这些孩子让我很紧张,他们不会给我时间进行压力管理实践
否认	压力对健康并不是件坏事情
找借口	我太忙了,没有时间来管理压力。当我有压力的时候,吃比锻炼更容易
合理化	我每天就喝那么一点点来管理压力。当我感觉到压力时,我会更好地工作
拖延	当我再大一点的时候我会锻炼并关注压力管理实践
回避	我告诉我自己我有比压力更重要的事情需要去担心
……	

现在你已经知道了自己在使用哪种防御方式。当你注意到自己在使用这种防御方式的时候就自动停止。除了使用防御方式外,问一下自己可以做出怎样不同的反应。使用防御方式的频率越少,你对可以帮助你进步的新信息就会越开放。

Ⅳ　学习压力的影响

接下来我们会向你介绍一些人,他们过去和你一样处在管理压力的过程中。

1. 马琳:36 岁,她要抚养 2 个儿子,同时还要照顾她的母亲和工作。

我是"三明治时代"的典型代表。我的儿子分别 10 岁和 14 岁,我母亲 68 岁,而且有充血性心力衰竭。我在一个私人医生的诊所里做兼职,我所有的时间都花在应付工作上了。

我的老板告诉我经常感觉到的头疼可能是由压力引起的。他给我推荐了一些放松技巧并建议我添加到繁忙的日程安排表上去。我开始每天在午餐时进行渐进式肌肉放松训练,确实是有很大的帮助。我的头痛减少了很多,而且我发现注意力更容易集中了。

事实:管理压力的正面效应明显超过了一直花时间来管理它的麻烦。

2. 王伟：22 岁,他最近搬去了深圳开始了他第一份工作

我之前都住在家附近。离开家搬到深圳,我生活和工作的环境发生了很大的改变。我变得孤独,而且有一点焦虑。我发现自己吸烟越来越多了。有一天,我遇到一个男生,他邀请我去打篮球。我开始打篮球,但是对烟瘾没有巨大的改善效果。我知道我需要戒烟,需要更好地处理压力。我开始在下班后去健身房锻炼。锻炼是一种非常好的管理压力和与人交往的方式。当我开始锻炼的时候,我吸烟的数量也在逐渐减少。我感觉到健康又回到了我的身体,而且我不再焦虑了。

事实：体育锻炼是一种非常健康的管理压力的方式。

3. 陈磊：39 岁,建筑师

我的儿子,东东,去年被诊断为哮喘。当我们和医生在沟通时,她说压力可能会引发或者加剧哮喘。东东做事努力认真,在足球、篮球和学业上都表现突出,但哮喘已经对他造成了伤害。而他的这些行为很有可能是从我身上学到的。我知道为了我们父子,我需要做一些改变。我减少了一些工作量来获得时间。东东向我学习并且决定不再踢足球或打篮球,这样他就有时间仅仅做个快乐的孩子。好消息是儿子的哮喘已经改善了,我比以前更加享受生活。

事实：思考一下你的行为对你人生中的其他人产生了什么样的影响。

4. 李娜：49 岁,她最近刚刚结束了 20 年的婚姻

我从来没有想过我会离婚。离婚后,感觉没有人来帮助我。我非常生气和不安。我的腰经常会痛,常常无法入睡。我尝试喝酒来助眠,但我却醒得越来越早,已经提前到了 5 点。我的失眠越来越严重。后来我的邻居和我谈论她离婚后发生的事情。我突然觉得和别人讨论这些事情是有所帮助的。我参加了一个支持小组,在那里我开始学着如何去应对压力。之后我又加入了一个读书俱乐部,这个俱乐部带给了我阅读并和喜欢的人一起讨论的快乐。

我在努力更好地照顾自己。我的健康和自尊心逐渐回来了。

事实：和别人聊天,快乐的阅读,正面的、愉悦的社交活动可以阻止你进行不健康的行为,比如通过参加阅读俱乐部而非饮酒来管理压力。

想一想使用健康的活动来管理压力的好处,这将让你向有效压力管理实践更靠近一步。

06 认真考虑

如果你打算在接下来的 6 个月里有效地进行压力管理实践。那么恭喜你进入认真考虑阶段。至少 30％左右的人有这种感觉。好消息就是成千上万的人发现我们的方法可以帮助他们实现目标。所以我们认为你也会有所进步。

尽管你开始看到有效的压力管理实践可以帮助你和其他人，你可能还会有一些疑惑：

（1）管理压力值得付出这么大的努力吗

（2）这是合适的时间点吗

（3）我能够做到吗

你并不是唯一一存在这些想法的人。对于那些想要使用健康的活动来管理压力的人来说，这些矛盾的想法是非常常见的，而且很容易让人陷入挣扎。研究已经向我们表明这些方法已经帮助了很多像你一样已经准备好进入下一个步骤的人。我们会和你分享这些研究所发现的方法，这些方法都可以很容易地应用到你的日常生活当中去。

Ⅰ 低估缺点（downplay the drawbacks）

我们理解要改变一个习惯对很多人来说是一个困扰，尤其是在刚开始的时候。但是，困扰也可以变成健康的习惯。当你在考虑要不要进行健康的活动时，你可能太过于关注那些缺点了。你可能认为：

（1）管理压力会搅乱我的日常生活

（2）它太花时间了

（3）它可能会让其他人感觉到不方便

我们在成千上万人身上进行测试的结果已经告诉我们这些方法可以重新审视管理压力的缺点与优点。

成功的压力管理者让自己参加一种值得付出时间的健康活动，即罗列出一张压力管理的优点清单。如果你没有自己的清单，请回到"加强优势"部分。你的优点清单越长，缺点就会变得越不重要。你能做到每周至少增加一项新的好处到你的清单上吗？

Ⅱ 转移注意的焦点

还有一种方法就是可以使优点比缺点更加重要。如果你发现自己正在关注管理压力的缺点，问一下自己："是不是有另外一种方法来看待这件事情呢？"将你注意的焦点转移到有利的影响上来。

比如，你可以问自己以下的问题：

① 进行一种健康活动带来的烦恼，和没有充足的体力来应对压力，怎么比较？

② 学习放松训练和没有管理压力的后果，比如疲乏、肚子痛和心脏病，怎么比较？

③ 给压力管理预留空闲的时间和不能够集中精力做决策，怎么比较？

④ 表达感觉时有一点小小的不舒服和频繁地感觉到被压迫，怎么比较？

◎ **对缺点的反驳**

重要的是减少注意有效压力管理的不利影响。我们会给你一个强有力的工具,我们称之为对"缺点的反驳"。

缺点 1:使用不健康的活动管理压力是非常容易的

(1)可能的反驳

① 我会提醒自己它值得我付出努力,因为我的身心健康状况会改善。

② 我会告诉自己过度饮食会造成更多的健康问题,而且我也不会摆脱自己的压力。

③ 我会问自己不健康的活动是不是可以减少我的生活压力。

④ 我会考虑当我准备好使用健康的活动来管理我的压力时,我该怎么样减少酗酒、吸烟或者暴食等不健康的活动。

(2)加入你自己的反驳

① _____

② _____

(3)现在偿付,延迟偿付

很多没有使用健康的方式来管理压力的人都没有意识到花费会随着时间而增加。

检查一下你日常的消费和记录下你在每件消费上所花的钱。

阿司匹林或埃克塞德林	制酸剂
泻药	胃灼热或胃溃疡药
抗腹泻药	香烟
酒精	巧克力、冰淇淋或其他日常的点心

现在估计一下你花费在这些东西上的金钱,每天—每周—每年—10 年。想象一下你把这些钱投入到一些你关心的事情上来。那你一年的感觉会是多么大的不同? 你 10 年以后的感觉会是多么地不同? 这些钱是不是可以更好地用于愉快的活动中,或者和远方的好朋友或者爱人打个长途电话呢?

基本上我们所有的人都会在某一段时间内感觉到工作压力。不能有效地管理压力会产生一些负面影响:

① 心理障碍。

② 效率下降。

③ 决策困难。

④ 理解力下降。

⑤ 重复出现遗忘。

⑥ 对批评敏感。

⑦ 注意力下降。

⑧ 清晰地表达自己的能力下降。

现在想一下如果你可以很好地管理压力的话,你可以进步、升职或者加薪有多快——这些利益会随着时间而增加。

缺点 2:压力让我更加有效率

(1) 可能的反驳

① 我会问自己,因为紧张性头痛和其他压力症状,我丧失了多少时间。

② 我将提醒自己有效地管理压力带来改善的体能和健康,会给我带来更大的效率。

③ 压力通常使我效率降低,因为它会引起睡眠问题。

(2) 加入你自己的反驳

① _____

② _____

缺点 3:我不知该如何管理压力

(1) 可能的反驳

① 我可以寻找一些放松技巧来管理压力(接下来我们会介绍一些放松技术)。

② 我会告诉自己,我可以问别人他们是怎么管理压力的。

③ 我会提醒自己,我的医生可以给我一些压力管理的建议。

(2)加入你自己的反驳

① _____

② _____

缺点 4:我不能控制所有的压力源

(1)可能的反驳

① 我可以识别可以控制的压力。

② 我可以学习怎么去应对我不能控制的压力。

③ 我可以通过关注问题来学习怎样去对我可以控制的压力做出反应。

(2) 加入你自己的反驳

① _____

② _____

发现引起你压力的原因,然后你可以学着怎样去应对。

◎ **放松技巧**

放松和冥想是非常好的压力管理技巧,它们可以在任何地方、任何时间使用。有很多种不同的放松训练,重要的是你要发现一种适合你的放松的选择,你会选择哪一种呢?

① 渐进式肌肉放松:开始于你的头部,系统地进行紧张和放松你身体的每一个部分。保持住紧绷30秒然后放松。这会帮助你学习紧张和放松的区别。

② 自我引导放松：开始于你的头部,想象你身体每一部分都感到很温暖很放松。集中注意每个上肢关节处的温暖和重量。

③ 视觉想象：想象一个平静的场景或位置。使用你所有的感觉、集中注意感觉声音、光线和对场景或位置的感受。

④ 冥想：不断地向自己重复一个平静的、简单的单音节字词(比如、呼、吸、空)。

⑤ 倒数放松：如果时间不是很充足,你可以从 10 倒数到 1,发出每一个数字的声音,当你接近 1 时感受你的放松。如果你喜欢,你可以想象当你在倒数时自己在下楼梯,快要接近一楼时心里感觉到很平静、很放松。

这些都只是放松训练的一些备选方法,还有其他一些方法在放松的书上可以看到。如果当你尝试着使用这些技术的时候,你发现自己很容易被干扰,请不要灰心。如果你的思维很容易漫游,只要把它带回到你的训练中就好了。你训练的次数越多,你发现自己会变得越来越不容易被干扰。

Ⅲ　识别压力源

有时候压力源是非常明确的,其他时间你可能意识不到你在做的事情或者在你身边发生的事情是造成你压力的根源。你一天当中的某些时候、某些事件,可能会对你产生更多的压力。为了识别是什么造成了你的压力,你可以记录下压力的影响和压力事件,包括什么时候发生和为什么发生。保持记录这种压力日志至少一周的时间。你可以参照下面这种格式的日志。在我们这本手册最后也有其他一些形式的日志格式,或者,你可以将日志记在一张纸上放在钱包里、手提电脑上、笔记本上,这样你就可以在事情发生的时候及时记录。

压力日志

当你在评估你的压力事件时,请使用如表 10 - 2 所示的压力日志：① 不是非常有压力;② 有点压力;③ 适度压力;④ 比较有压力;⑤ 非常有压力。

表 10 - 2　压力日志

日期	时间	压力情景或时间	评估	起因	反应/反响
5/6	8：30 AM	交通拥堵,一个重要的工作会议迟到了一个小时	④	出门晚了	我认为我的老板可能会生气。我感觉很焦虑
……					

可控和不可控的压力源

一旦你知道了是什么引起你的压力(压力源),你需要问自己是否可以控制它。在你的生活中这些压力源通常可以被分为可控和不可控两种。不可控的压力源是你必须要承受的,而且不能立刻被改变。例如,你不能控制某些事情:交通拥堵,其他人的行为,节假日或者重大的生活事件。

下面是一些你可控和不可控的压力事例。如果你已经开始记压力日志,再翻看一下。识别出你可控和不可控的事件。了解一件事情是否可控是决定怎样最好地应对的第一步。下面哪些压力源会影响你呢? 加入到你的日志中吧。

① 不可控:年龄;被解聘;其他人;临近节假日;紧急的截止日期;和医生的预约等了 30 分钟;家人生病;他人开车的速度;一天有几个小时;孩子的年龄;爱人的去世;自然灾害;意料外的大笔花销;自己生病;家用电器坏了;……

② 可控:环境(环境干扰);过度开销;怎样和其他人沟通;在你要做的事情(清单事情)数量;同意做某件事情;锻炼和饮食习惯;找其他人帮忙完成任务;你怎样对待其他人;你饮酒或者吸烟的数量;你养育孩子的方式;没有预留充足的时间;期待;没有提前计划;负面思维;自我陈述;……

Ⅳ 应对不可控的压力源

当你不能控制这个事件时,使用一些策略集中注意在你的反应上。即使是在一些你没直接控制的情景下,你可以控制对事件的反应。有很多策略可以帮助你改变对压力的反应。

① 放松:放松技巧可以用来管理压力。当你面对可能会引起压力的不可控情景时,使用一种或者多种放松技术来保持你的压力感处在最低值。有多种放松技巧可以在任何时间和任何地点使用。

② 娱乐活动:可以给你带来愉悦感、满足感和个人意义的活动。娱乐活动因人而异。一些人喜欢做饭而其他人则不喜欢。一些人喜欢打扫庭院,而有些人却很讨厌。娱乐活动不需要是"特殊的活动",比如跑到一家昂贵的饭店或者出去度假一周。尽管这些是娱乐活动,但是这些活动不能经常做。当你感到压力增加时,你有一个可以日常进行的娱乐活动清单是非常好的。这里有一些例子:和朋友聊天、购物、阅读报纸、听音乐以及和朋友安静地吃一顿饭、种花、看喜欢的电视节目。

③ 体育锻炼:一个非常好的活动,可以让你将注意力从压力源移开,而且体育锻炼非常健康。请找到你喜欢做的事情:散步,去健身中心,参加有氧运动课程,或者跳舞。你可能更喜欢可以一个人进行的活动,比如游泳、骑自行车或爬楼梯。或者你可以尝试高尔夫、网球、排球、保龄球或篮球等活动。

④ 社会支持:当你有压力时,有倾诉的对象是一个很大帮助。朋友和家人可

以鼓励你、倾听、给你建议或简单地逗你笑。

⑤ 改变你的想法：通常，不是事件本身而是我们的信念或对事件的思想影响我们感觉到的压力水平（Alice 的合理情绪疗法）。

V　寻找灵感

为下一个阶段做好准备意味着要允许自己同时有被启发和恐惧的感觉。没有管理好压力是出现恐惧的好理由。同时，你可以被自己和其他人成功地管理压力的经验所启发（观察、阅读和倾听其他能够管理压力的人的故事）。

你的感觉是理解你自身、你的思想和你的行为的重要步骤之一。关注你的感觉可以激励你去改变。

尝试这个简单的训练：

让自己想象一下当你没有管理压力时可能会产生的后悔情绪。想象一下你和家人、朋友之间的关系被破坏，健康受到了损害，出现了很多疾病，比如头痛、疲劳、心脏病和高血压。现在，想象一下当你朝着管理压力不断进步时，自己产生的自豪感。这种释放感和满意感都可以来自于你可控的压力和健康。

如何辨别你的感觉？

① 被正在使用健康的行动管理压力的人所启发；

② 感受当积极地使用健康的方式管理压力时产生的平静感和释放感；

③ 当你朝着改变的方向不断进步时，体验习得新技能的自豪感；

④ 咨询你的医生或者治疗师，他们的病人由于没有很好地管理压力而出现了哪些健康问题；

⑤ 花更多的时间和金钱在健康上会让你感到很舒服。你值得在这方面付出。

VI　多学习

人们通常不会选择不健康的方式来应对压力——他们通常就只是以一种习惯的方式做出反应，或者他们并不知道其他还能做什么。很多有压力的人从来没有考虑过他们该怎样处理。对他们来说，使用不健康的行为会变得自动化。科学的研究发现有 2 种方法可以帮助人们了解他们不健康的行为和准备好替换成有效的健康管理行动。这些方法是要寻找们正确的管理压力信息，学习行为改变的 ABC 理论。

（1）寻找正确的信息

现在是一个很好的审视你的行为和寻找信息的时间。就像你所做的，你会学到哪些事情会让你有压力，你进行健康的行动来管理压力的频次是多少。需要知道一些信息：

① 我准备好使用某一种健康的活动来管理我的压力吗?

② 我正在使用不健康的行动来管理我的压力吗?

③ 我每天尝试用多少时间来管理压力?

④ 我的压力源是可控的还是不可控的?

一个很好的来获得自己管理压力正确信息的方法是坚持写压力日志。通过追踪什么事情在什么时候引起了你的压力,和你为什么不能练习健康的压力管理,你可能会惊讶于自己怎么会这么好地理解自己的行为。这样保持一周的记录,一周后紧密关注这种模式。比如,什么时候使用健康的行动更加困难(你开会的时候、繁忙的时候?),一周的某些天是不是比其他时间更加困难? 是不是有些情况经常会导致不健康的行为使用?

(2) 学习行为改变的 ABCs 理论

为了改变你的行为,你需要考虑什么会控制行为。比如,什么样的情景会阻碍你管理压力? 当你在做这些思考的时候你有时候会发现你自己。这些情景就是激发事件(A),可以引起的行为(B)。它们可能有正面的效应,而可能有负面的效应(C)。这些 ABCs 一起塑造了你的行为。

① A:activating events 激发事件。什么样的情景会让你有压力?

你这一天都很繁忙。

你的老板给了你工作最终的期限。

② B:behavior,行为。作为压力事件的反应,你做了什么?

下班后你没有散步。

你一周都没有进行放松训练。

③ C:consequences。行为的后果,发生了什么?

你的压力增加了。

你很难集中精神。

现在,请在表 10-3 中列出自己的 ABCs 图表,注意没有管理压力的负面效应。你可以使用你的压力日志来帮助你完成 ABCs。

表 10-3　ABCs

激发事件	行为	后果

对自己的激发事件和后果了解得更多,对你准备有效地管理压力更有帮助。

Ⅶ　改变你的形象

作为不经常使用健康的方法管理压力的人,你是怎么看待自己? 利用这次机会好好审视一下自己。你可以自由地添加你的任何想法到这张清单上。

（1）作为不经常使用健康的方法管理压力的人,你怎么看待你自己

脾气不好	健康的
宜人的	不健康的
抑郁的	自豪的
开心的	不满意
失控的	成功的
可控的	后悔的
神经质	＿＿＿＿＿
平静的	＿＿＿＿＿

（2）作为有效管理压力的人,你怎么看待自己

脾气不好	健康的
宜人的	不健康的
抑郁的	自豪的
开心的	不满意
失控的	成功的
可控的	后悔的
神经质	＿＿＿＿＿
平静的	＿＿＿＿＿

这两种观点有怎样的不同? 思考一下管理压力会如何改变你的形象,帮助你更快地达成目标。

Ⅷ　关注公众的努力

现在利用几分钟时间考虑一下社会的改变如何让健康的压力管理行为变得更加简单。写下你的想法。

压力管理已经变成我们社会的新标准了吗? 与其对改变做出负面的反应,不如对社会的趋势多加关注:

① 现在有越来越多的文章、新闻故事和书籍是关于压力的不健康后果。

② 很多雇佣者和保险公司给他们的雇员或员工提供压力管理的项目。一些人甚至奖励使用这些项目的人。

③ 越来越多的人在讨论压力管理。

④ 压力管理工作室在很多地区出现。

⑤ 很多社区提供瑜伽和冥想课程。

⑥ 越来越多的医生建议病人使用健康的方法管理压力。

⑦ 社区和工作场所现在都提供多种多样的锻炼机会：健康俱乐部、社区中心、走路和爬山俱乐部、游泳池、网球场、自行车和步行专线，健身中心以及高尔夫课程。

你的列表和这些相比，如何？

Ⅸ 小步前进

准备好管理压力的人如果小步迈向压力管理，效果比大跳跃前进更好。

（1）在接下来的一个月里你要采取的行动

① 列出你可以使用的管理压力的健康行动。

② 每天花 3 个 10 分钟的时间来走路。

③ 每周计划一个喜欢的社交活动。

④ 午餐时间花 10 分钟进行放松训练。

⑤ 向一个好朋友或者家人倾诉你的烦恼和担忧。

（2）压力的效应

慢性压力是一个杀手。它会造成自杀、暴力、心脏病、中风和癌症。

你可以指出某一个人患了和压力有关的疾病吗？

你可以指出某一个你认为有效地管理了压力的人吗？

你可以在你的家人、工作伙伴或者你的社区中指出某个被你的压力影响到了的人吗？

记住，有效的压力管理可以从每次的一小步开始。

07 积极准备

进入这个阶段，说明你已经准备好在一个月内进行有效的压力管理。祝贺你已经走了这么远。你现在已经意识到了有效地管理压力的优点明显多于缺点，但是你可能还不确定自己是否可以成功。在这个部分，你将找到一些策略，这些策略已经被科学地证明了可以帮助你成功地管理压力。

你可以：

① 开始使用一种方法，然后再回过头来使用其他的方法。

② 现在开始使用所有的方法。

Ⅰ 权衡优点和缺点

表 10-4 管理压力

管理压力的原因	不管理压力的原因
我感觉更加健康	
我注意力更加集中	
我对周围的人更加友好	
……	

如果你在尚未考虑阶段填好了表 10-4,请再回顾一下是否有改动。如果你还没有填好,那么你应思考该如何填写。

对成功的压力管理者的研究表明,对于管理压力来说,管理压力的好处多于缺点。事实上,对于开始使用健康活动的每个缺点,至少要有 2 个理由来进行反驳。

Ⅱ 作为一个有效的压力管理者,建立一个新的自我形象

现在我们进行一个活动,你设想一下 6 个月后的自己。

我已经在有效地进行压力管理了。我感觉身体更加健康,而且做事情的效率更高。在最近的一次体检中,我的医生告诉我,我的体重减轻了,血压也降下来了,这些都得益于使用健康的活动来管理压力。我睡得更好了,而且体能更加充沛了。我感觉到自信、有控制感,而且急躁感减少了。不再使用暴饮暴食来应对压力。现在我每天都做深呼吸训练,每天都慢走。我为自己使用健康的方式而自豪。而且,我知道对于我的配偶、家庭和朋友以及我的孩子来说,我是一个很好的榜样。

记住这个"新"的你,回答下面的问题:

① 你还有哪些好的健康生活部分? 哪些部分还能改变?

② 你现在会怎么看自己?

③ 你现在会怎样向其他人描述自己?

④ 你会以什么样的方式享受自己新的、健康的生活方式? 有效地管理压力的最佳部分是什么呢?

当你规划有效管理压力的第一天时,把这些画面牢牢地记在脑海中。

Ⅲ 对管理压力坚定信念

我们都知道要成功地做成某事,要非常致力于其中并且坚信自己可以完成。

你可以制作一个清楚的行动计划来加强压力管理：

（1）设定一个开始时间

研究表明以下这些方法会非常有帮助：在接下来的一个月中挑选一个时间；挑选一个可以控制的时间；选择不要太有压力的一天；把自己开始的那天贴出来作为一个参考。

（2）和其他人共享你的目标

我们都曾做过这样的事情，告诉自己要开始改变一种行为，打算成功了以后再告诉其他人。结果我们没有成功，我们会庆幸至少没有一个人知道我的计划。但是对别人承诺的力量要强于给自己的承诺。所以要把你要有效的管理压力的目标尽可能多地告诉其他人。他们会让你保持诚实，而且也能够给予你支持和鼓励。

（3）做出行动计划

对于任何人来说，没有单一的管理压力方法。为了帮助自己制定一个可以坚持的计划，要考虑三种不同的方法来管理压力，然后选择一个最适合自己的。① 开始和朋友分享你的担忧和顾虑：和好朋友一起讨论最近困扰你的事情；让他们帮忙打断你的胡思乱想；告诉他们你需要陪伴；让他们有娱乐活动的时候叫上你。不要害怕和人接触。不管是给朋友打电话还是看望一个你关爱的人，来自于其他人的支持可以帮助你度过难关。你可以向家庭成员、朋友、同事、专家（社工/心理学家）、支持小组等寻求支持。② 循序渐进地开始适度锻炼：锻炼是一个非常好的压力管理活动。它也有其他的好处，锻炼可以让大脑产生一种化学物质，叫五羟色胺，它可以减少压力。锻炼也可以让人感觉到更加自信和有吸引力，而且它也可以通过多种方式改善整体的健康。如果你感觉到压力、紧张或者焦虑，你可以进行任何一种体育锻炼，而不是以不健康的方式应对压力，像走路、游泳、骑自行车、拉伸、举重、跳舞、爬楼梯等，做任何你喜欢的运动。在进行任何一项体育运动前，征求一下医生的意见，尤其是如果你有哮喘、糖尿病或心脏病等情况。一旦你获得了医生的同意，逐渐地将训练量加到每天 30 分钟。③ 每天安排时间进行放松训练或者健康活动：放松和冥想是非常有效的管理压力的方法。这两项活动可以在任何时间和任何地方进行。每天空出 20 分钟进行放松。有很多种放松训练可以选择，在之前也提到过。你也可以从网上、书上、DVD 中挑选其他放松方法。你可能更喜欢进行愉快的放松活动，这里有一些：你喜欢的活动；你非常擅长的活动；对你有意义的活动（支持你的价值观，给你成就感、满足感或者自豪感）。有些活动你可以自己完成，有些可以和其他人一起完成。把每个类型的具体活动制定一个列表，把你自己的活动加入到表 10 - 5 以及表 10 - 6 中：

表 10 - 5　令人愉快的活动

自己完成	和其他人一起完成
听喜欢的音乐	打电话
泡热水澡	和朋友社交
园艺	完成一个项目
修车	教孩子踢足球
做饭	给朋友建议
做手工	玩棋盘游戏
……	……

表 10 - 6　有意义的活动

自己完成	和其他人一起完成
写日志	志愿活动
学习新的语言	野餐
大自然中散步	看望孩子或朋友
……	……

Ⅳ　提前计划健康的代替物

我们会帮助你克服想要回到原来处理压力方式的冲动。现在是一个很好的时间来学习使用 ABCD 方法识别和控制负性思维。

（1）改变信念的 ABCDs

为了改变你的行为，你需要思考是什么在控制它。很多人相信他们的行为是由事件引发的（比如，一个好朋友取消了一个晚餐的约会）。你是否有考虑过你自己的想法是怎样影响到你的感受和情绪呢？心理学家 Albert Ellis 发明了一种非常有趣的方法，这种方法可以识别阻碍你并给你带来压力的思想。使用这种方法来开始改变你行为的 ABCDs（如表 10 - 7 所示）。

① 激发事件（activiting event）：是什么引发了你的压力？使用你的压力日志记示下来。一天太繁忙？手头上许多工作都快到截止日期了？

② 信念（beliefs）：你对这些压力事件的解释是积极的、消极的还是中性的？

③ 后果（consequences）：你的反应带来的后果是什么？你的情绪是什么？你做了什么？

④ 辩论（disputing）：有没有其他积极的方法来应对激发事件？什么样的想法

可以带来更好的后果。

该理论塑造了一个压力情景应该是怎么样的。换句话说,你的信念、你的思想是造成你压力的根源。如果你的一种想法或反应造成了压力或焦虑,那么如果你积极应对这种反应积极地进行辩论,那么可能会产生一种不那么有压力的后果。通常,影响我们情绪的不是事件本身而是我们对事件的想法。如果我们以消极的方式解释中性或积极的事件,那么它们最后可能真的会让人垂头丧气。

表 10 - 7　ABCDs

A	B	C	D
激发事件(不安的情景)	信念(对事件的想法)	后果(你什么感觉?你做了什么?)	辩论(挑战信念)
老板提前了截止时间	你告诉自己真是一件糟糕的事情	你生气了;你非常有压力	老板这么做一定有很好的理由
朋友取消了晚餐的约会	你告诉自己:"大家都不喜欢让我陪"、"他们总是让我失望"	我感觉被拒绝了;你回避你的朋友	我朋友应该是有其他更重的事情才取消约定的;我们应该在挑另外一个时间相聚
……	……	……	……

(2) 可供替代的健康想法

警惕负面想法(比如,改变太不好了;我不知道该怎么去改变)。这样的想法会让你感觉好像放弃了管理压力的努力。当你发现自己有负面的想法时,用一些可供替代的健康的思想或"反驳"阻止你倒退回旧的习惯中去。

表 10-8 内的反驳给你提供了一个应对上述负面想法的方法。

表 10 - 8　反驳负面想法的方法

负面想法	反　驳
使用健康的方法来应对压力太花时间了	20 分钟的放松将带给我一天的舒适感
使用健康的方法管理压力太贵了	健康的方法也可以不花钱。走路、和朋友聊天、进行放松训练一点都不花钱
每天花 20 分钟进行健康的活动对我来说太有压力了	20 分钟肯定会有帮助,我可以从这本手册中学习减少和干预压力
……	……

Ⅴ　用健康的行为替换不健康的行动

改变的过程会有周期,我们会想要跳过健康的日常安排、定期的放松和其他健康的活动。你通常在这些情景下都在做什么?看电视或者回避见朋友?酗酒或滥用药物?如果你没有找到可以替换的方法,那么习惯是很难被改变的。一种良好的应对方法就是用新的健康行为替换旧的不健康行为(如表 10-9 所示)。

表 10-9　用新的健康行为替换旧的不健康行为

旧的不健康行为	新的健康行为
跳过锻炼	
依靠酒精或药物	
暴饮暴食	
错过放松时间	
甜食	
……	

Ⅵ　关注问题

当压力事件在你控制之下时,可使用一些方法去关注问题。在这种情况下,你可以做一些事情来减少或避免压力。可能有些你重复做的行为导致了压力的产生,检查你的压力日志,看看是否有以下产生压力的行为模式:

(1)将事情推延

(2)迟到

(3)承担太多,超过了自己的能力范围

(4)一定要完美、受欢迎或愉快的

(5)抗拒批评

(6)花钱太多

(7)只关注缺点而不是优点

以下这些方法可以减少压力的产生:

(1)时间管理

你可以通过提前计划、将大的工作细分为小的组块,有组织有条理,可能的话将工作分摊给其他人来减轻你的负担。

(2)改变态度

即使在恶劣的形势下也要保持幽默感,提醒自己不要把压力事件当做很大的事情,接受你不可改变的部分,做一个积极的思考者。

（3）变强

如果合适的话要会说"不",而且不要同意去承担超过你能力范围之外的任务。

（4）沟通

开放地、直接地、平静地将你的需要告诉其他人。当你这样做的时候,其他人会更好地理解你的需求。

（5）提前计划

从问题中获得信息,或者向前看,寻找最近可能会出现的问题。

（6）解决问题

识别和定义问题,思考可能的解决方案,选择最合适的方案,尝试该方案,然后检查是否有效果。

如果你通过关注问题开始减少了压力,那么考虑一下你可以怎样改变自己的形象了。你的新形象可以来自于和压力性事件的辩论,你可以不再推延事情、不再用对任何事情都说"是"、不需要完美、不需要什么都知道、不需要去取悦任何人、买东西的时候问自己是否真的需要。

Ⅶ 从朋友那里获得帮助

当你开始使用健康的活动来管理压力的时候,有人给你支持和鼓励是非常重要的。把你改变行为当做是在背着一个很重的家具爬楼梯。你如果不寻求朋友或家人的帮助是没有办法完成这个任务的。使用同样的方法来帮助你执行新的健康习惯。一种获得支持的方法是"巴结"。两个人总比一个人好。如果你去"巴结"一个和你同样想要改变的人,比如朋友、同事或者家人,那么有效地管理压力会更加容易。通过分享你们的经验和相互鼓励,你可以更容易达到目标。谁会成为你的支持团队？他们将会以什么样的方式支持你呢？

Ⅷ 建立自己的支持团队

◎ 好的支持者应该是以下角色

① 好的倾听者；② 有效的压力管理者；③ 可获得的；④ 支持的。

你可以找到三个以上的人吗？写下他们的名字。

其他支持团队的想法：如果你没有朋友或者家人来给你帮助或鼓励,你可以：

① 联系其他组织来寻找你这个领域的支持队伍：当地的心理健康中心或社区健康中心；当地医院。

② 加入压力管理的一个聊天小组或论坛。寻找可信赖的压力管理网站。

③ 告诉你的医生或护士。他们可以在社区帮你找到支持。

◎ **其他可以支持你的努力的来源**

人们会很愿意停下来帮助你管理压力,好好利用机会。你要求别人做的事情越具体,他们也就越容易给你提供帮助。让他们知道什么是有帮助的,什么是他们可以做的。你可能还没有想到你的朋友、家人或者同事可以帮你管理压力的方式。这里有一些小的思路:

① 从你开始那天起,花时间和你待在一起。

② 和你一起进行健康的活动。

③ 当你做得好的时候,毫不吝啬地给你赞美和鼓励。

④ 如果你想倾诉,他就会在旁倾听。

⑤ 告诉你你可以做到。

⑥ 给你建议。

⑦ 鼓励你坚持你的压力管理活动。

⑧ 询问你的进步。

⑨ 帮助你回避一些让你想起不健康行为的人或事。

⑩ 提醒你健康管理压力的原因。

⑪ 帮你对压力管理活动进行排序。

⑫ 每天发信息来检查你做得怎么样。

⑬ 提醒你你的承诺。

⑭ 当你对某些事情说"不"的时候能够理解你。

记住不同的人可以给予你不同的支持。

08 采取行动

如果你最近已经开始使用健康的活动来管理压力,那祝贺你!你已经为自己的健康和长寿做了最重要的一个选择。你已经在有效地管理压力的路上了,尽管在这条路的前方可能充满了挑战,你需要集中最大的注意来应对这些挑战。你可能会有想回到过去习惯的冲动,但是这部分的策略将帮助你一直行走在这条健康的道路上。科学的研究表明这些策略对于处于这个阶段的人来说是最有效的工具。

Ⅰ　奖励自己

对成功进行压力管理的人的研究表明奖励是这个阶段非常重要的一步。来自于摆脱了不健康习惯的自由和更好的健康状态是有效压力管理最重要的奖励。

(1)为了成功,写下你的保证书

如果你将自己的目标转变成文字的形式,那么那将变成一个保证书。可以是给你朋友、给家人,或者是你自己的一个保证。写下来的保证书,内容越具体,同时包括你想要的奖励,这样就越有效果。一定要确定这份保证书包含了短期和长期的目标。比如,你可以设置一周压力管理的目标,同时设置 1 个月、6 个月或者一年后你会变成什么样子的目标。你的奖励一定要和自己设置的目标大小相匹配。意思就是短期目标就是小奖励,大的、长期的目标就要使用大奖励来激励自己。下面是一个例子,你可以按照自己的喜好设置自己的奖励。

① 每次做完放松训练时就称赞自己一下。

② 当成功地坚持了 2 周的压力管理后,就和朋友一起去看场表演来奖励自己。

③ 如果能坚持有效地进行压力管理达 6 个月的时间,那我将用度假来奖励自己。

现在,你可以设置自己的保证书(如表 10 - 10 所示)了。当你达到目标的时候保持对自己的奖励,不久你就会发现自己将处于保持阶段了。

表 10 - 10　保证书

成功的保证书:＿＿＿＿＿＿＿＿＿
目标:＿＿＿＿＿＿＿＿＿
目标达成时间:＿＿＿＿＿＿＿＿＿
奖励:＿＿＿＿＿＿＿＿＿

(2) 对其他管理压力者有效的奖励包括:

① 我把每天本应该花在抗酸剂和阿司匹林上的钱放在一个小罐里。当我意识到自己省了多少钱以后,我终于认识到了有效地压力管理的好处了。我简直不敢相信我省下来的钱足够一个烛光晚餐了。

② 当我有效地管理压力时,我会每个月做一些特殊的事情。上个月,我去欣赏了一场网球比赛,因为我每天都在锻炼来管理我的压力。

③ 我把本应该用来吸烟的钱用于加入了健身房。

④ 我把多余的时间用来做一些自己喜欢的事情,泡澡、读一本好书、或者打个盹。我在管理压力上做得很好。自己很值得嘉奖一下。

⑤ 当我达到 2 个月每天 20 分钟冥想的目标后,我会去旅行一次。

⑥ 我邀请朋友一起吃饭。每天固定地跟她聊天真的给了我很有效的帮助,因此我认为我们需要互相的奖励。

⑦ 我每天坚持 20 分钟的放松活动,那么每周就给自己买一个新的 CD 来奖励自己。

⑧ 我把本应该浪费在高热量事物上的钱捐给了癌症协会。这难道不比将钱浪费在垃圾食品上的感觉更好吗!

⑨ 过去我坚持放松训练一个月后收到了一条短信,这条短信让我更加放松,所以我开始使用每个月一条短信奖励自己的方法。

⑩ 我会重述我的承诺:要尊重我灵魂寄居的身体。

⑪ 我会给我的家人和自己开一个派对来庆祝我的成功。

⑫ 我会给我国外的朋友打电话。

⑬ 我用另外一种感觉更好的方式关注每天的生活。未来的某一天,我将发现集中注意力原来是如此地容易,我将意识到我的颈部不再是那么僵硬了

⑭ 每天提醒自己从有效的压力管理中获得了什么,这样让每天的压力管理变得非常值得。

从上面这些内容中你可以看到这些奖励都是非常个体化的,而且是各种形式、各种规模。为了成功,你可以选择对你最有意义的一种。如果你选择了一些你并不在意的奖励,那你会很容易放弃。奖励不需要很大,但是一定要确定它们是你可以获得的,可以控制的,而且要确保它们是健康的。

(3) 做你自己的教练

除了给自己真实的奖励外,研究表明表扬自己使用健康的方式来管理压力也很重要。不要依靠别人来给你奖励或称赞。其他人可能在早期的时候给你祝贺和很多鼓励,但是当你持续地进行有效的压力管理时他们可能已经忘记了。这里有一些积极的语言是其他成功的压力管理者对自己说的话:

做的很好!

我就知道我可以做到!

我自己是一个很大的成功!

多么大的一个成就啊!

我真为自己感到骄傲!

我可以做到!

现在想象你在接受压力管理的培训,回答下面的问题:

① 你的朋友会对你说哪些积极的话?

② 你会对自己说哪些积极的话?

这些支持和鼓励的话可以作为任何时候、任何场合以及任何情景下给予自己的礼物。

Ⅱ　抛弃过去的习惯,代之以新的习惯

有效的压力管理包括替换旧有的习惯,思考新的习惯。研究表明对不健康的习惯最佳的替代物是体育锻炼、新的爱好和可以帮你减少压力的活动。看看其他人是如何改变旧有的习惯来有效地管理压力的。

A：我过去经常告诉自己我可以处理来自于工作的压力。但是我不断地出现紧张性头痛和睡眠困难。现在我告诉自己,我的健康已经有风险了,因为我并没有在有效地管理压力。我在自己的 MP3 上放了一个放松的音频,这样子我可以在去上班的地铁上听了。这非常容易,而且对我而言已经是一个非常大的不同了。我不再出现头痛,而且我很容易就进入睡眠了。睡眠质量的改善也让我的工作效率大大提高,所以这绝对值得努力。

B：我过去认为压力管理是在浪费时间。毕竟,时间就是金钱！随后我认识到我在逐渐地丧失生意,因为我很难集中注意力在工作上。我太忙了,我很难追踪一些事情。现在我告诉自己在午饭时间走 20 分钟是对我自己最好的投资。新鲜的空气可以清空我的大脑,让我下午可以更好地集中注意力。

C：我不知道该怎样开始压力管理,但是我感觉我好像淹没在了承诺中。接着我读到了一篇关于娱乐活动怎样可以成为一种压力管理工具的文章。我已经忘记了我曾经是多么喜欢阅读,于是我开始每天设置了 30 分钟的阅读时间。真的有很大的不同！阅读是一个很好的放松,也是很容易做的事情。认识到为自己安排时间的重要性让我更容易对一些不重要的事情说"不"。

D：我经常对任何人和任何事情说"可以",但是我也越来越多地感觉到我没有为自己留下任何时间,我越来越抑郁。然后我认识到为了给他人方便,我需要给自己时间。我告诉自己我并不是那么容易就答应别人的,我开始每周参加瑜伽课程。瑜伽工作室同样也提供儿童看护。我除了学习到很好的放松方法外,也认识了很多很好的人。

E：我过去经常告诉自己吸烟是一种很好的减压方式。但是最近,我的医生告诉我,我的血压已经太高了,吸烟增加了我患心脏病和癌症的风险。所以我决定尝试一种更加健康的管理压力的方式。放松训练对我来说太难了,但是我发现和别人聊天对我的压力真的很有帮助。现在当我有压力的时候,我就给我好朋友或家人打电话,再也不是拿起香烟了。

F：我过去经常在不能达到别人的要求时吃东西。而我的体重不断地攀升。我知道我要做一些不同的事情。我开始每天骑自行车。我的体重又回到了正常,我感觉到更加健康,而且我发现我有更加充足的体力去应对这些要求了。

现在花一点时间想想你过去的想法和行为吧！

发展新的思维方式

现在先写下你在处理压力时的旧想法和习惯。然后在写下你认为可以替换的新的思维方式和行为。（见图 10-1）

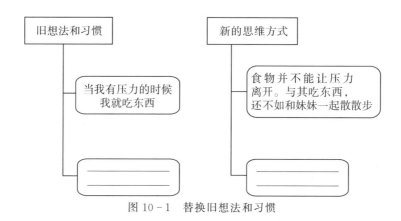

图 10 - 1 替换旧想法和习惯

Ⅲ 改变你的环境

改变你的环境可以让你更容易回避一些很难坚持健康的场景。其他成功管理压力的人告诉我们,他们偶尔会:

(1)回避一些很难管理压力的场合、人和地方

方法:

当我压抑的时候我会远离酒吧,这样就不会喝酒;

我早晨第一件事就是跟医生预约;

我会提前半个小时出门来避免交通拥堵,当我到达办公室后会读一些报纸;

我在房间里不放任何高热量的零食;

我远离任何阻止我进行健康活动的朋友。

(2)围绕在一些人、地方或者事情的周围让自己更容易来管理压力

方法:

我和一个老朋友有一个长期的谈心聊天;

我在车里放一个放松的 CD,这样子当交通拥堵时我就可以听了;

我每天留 20 分钟做自己喜欢做的事情;

我在办公室里放了一双运动鞋,这样我午饭时间就可以进行 20 分钟的走路;

我让其他人跟我一起做一些娱乐活动;

我在电脑里保存了一个很好的压力管理网站。

(3)使用提醒

方法:

在家里和难以想到的地方放一些提醒来支持你健康的新行为。提醒可以是多种形式——便利贴、给自己的明信片、卡通图片或者冰箱上的标志,或者气球或玩具。

201

你会使用下面哪些提示物呢？

① 在车里放一个健身的包，装好了一切必需品而且随时可以使用。

② 桌上放一张你相处起来轻松的朋友或家人的名单。

③ 可以支持你的朋友的电话清单。

④ 将表设定在放松的时间上或者设置一个闹钟。

⑤ 在你的日程表上写下你的压力管理计划活动。

⑥ 一个喜欢的激励性的摘录。

⑦ 一个日历记录你坚持健康的活动的时间。

⑧ ⋯⋯

(4) 改变你周围的事物

当你第一次处于行动阶段时，回避令你很难坚持改变的情景，花更多的时间在你容易改变的情景下。你将会怎样改变你的环境来更容易地进行压力管理呢？一定要考虑清楚哪些情景、人和地方会增加你的压力。

我会回避的情景、人和地方：＿＿＿＿＿＿

让压力管理变得更容易的情景、人和地方：＿＿＿＿＿＿

我会使用的提示物：＿＿＿＿＿＿

Ⅳ 得到支持

很多在你的生命中遇到的人都会支持你有效管理压力的决定。你可能能够找到一些最近已经开始使用健康的压力管理活动的人，这样子你们就可以相互支持。通过分享哪些方法有效，相互称赞对方的努力，你们都可以达到自己有效的压力管理的目标。让我们一起探讨一下其他人可以给予你怎样的帮助。你喜欢其他人给予你下面哪种形式的鼓励呢？同时你也可以增加你的想法。

☐ 给你奖励 ☐ 当你需要聊天时，随时等候

☐ 提醒你你的目标 ☐ 不唠叨你

☐ 如果你想要回到过去不健康的习惯他会阻止你

☐ 帮助你回避一些诱惑的场景 ☐ 指出你身上发生的积极的变化

☐ 接受你在最初的几周内由于放弃旧有的习惯而产生的烦躁脾气

☐ 支持你在做的事情 ☐ 和你一起做健康的活动

☐ 提醒你的努力是值得的 ☐ ⋯⋯

Ⅴ 避免恢复原状

了解为什么那么多人在开始压力管理后会回到原状，这对你做好准备应对所有的挑战是非常有帮助的。成功的压力管理者们认为有三大触发事情：

（1）繁忙和过度压力

当你在体验到巨大的压力时，你很有可能会放弃压力管理活动，回到旧习惯中去。在我们的一生中会出现很多事情，如工作要求、节假日、结婚、照顾老人，这些都可能会带来反弹。

你会使用哪些方法呢？

提醒自己你要用健康的活动管理压力的承诺；回顾50项有效管理压力的好处；思考怎样去减少压力：沟通、问题解决、管理时间；提前规划；对不必要的事情说"不"；授权；寻找帮助；将目标排序。

（2）发生难以预料的事情

当你面对难以预期的情景时，预先计划如何控制放弃压力管理活动的想法。有2个方法可以帮助你面对难以预期的情景，比如生病、经济上的意外和自然灾害，一个是尝试改变你对这个情景的看法；一个是学习如何应对难以控制的应激源的方法。

（3）体验痛苦

人们有的时候会产生高水平的消极情绪或情绪上的痛苦。情绪上的痛苦，比如焦虑、生气、无聊、孤独或抑郁，很难应对，尤其是你使用不健康的习惯来应对的时候，现在放弃这些行为，你可能会有些失落。但是有其他应对痛苦或消极情绪的方法，不需要回到不健康的行为上去。在这一部分，我们会介绍一些方法。

① 如果可以的话回避冲突，尤其是在有效地管理压力的开始几周内。

② 寻求帮助。

③ 识别积极和消极的想法。

④ 检查你的想法。

⑤ 发展健康的思维。

⑥ 用5分钟的时间采用新的视角来看待问题。

⑦ 做一些对自己好的事情。

Ⅵ　寻找支持

当你心情不好的时候，有个朋友可以聊天是一个改善情绪和度过任何不开心事情的长久之道。你可以从对你而言非常重要的人、支持小组、家人、朋友、专业助人专家或同事中寻求帮助。

Ⅶ　积极或消极的想法

我们的想法可以影响我们是否会痛苦。尽管单独的一个消极想法可能不会影响我们的心情，但是它们却可以破坏我们头脑里的思路和情绪，因为我们每天都有成千上万的思想。想想从高处落下的雨滴，最终这些雨滴也会在花岗岩上留下一个凹槽。你想要自己的想法怎样来塑造你的生命和情绪？让我们近距离看一下哪些思想是积极的或有帮助的，哪些思想是消极或有害的。

消极或有害的思想会耗尽你所有的体力，拿走你的希望，加剧你负性的情绪。比如，我做任何事情都不对；我的生命中没有欢乐；事情将永远不会变好了。

积极或有益的思想给我们力量、能量、希望、改善我们的情绪。比如，我可以做好；我希望看电影；这些困难都会过去。

在表 10 - 11 中，列出你自己消极的想法，然后用积极的想法来反驳。

表 10 - 11　消极和积极的想法

消极的想法	积极的想法

Ⅷ　增加积极的想法

当我们感觉到沮丧，我们会很痛苦地思考在我们的生活中究竟哪些是积极的。我们需要经常去提醒自己积极的方面在哪里。把生活中积极的方面写下来，当我们需要鼓励的时候这些记录将有助于我们不断地回顾。你可以不断地填充下面的积极想法列表：

① 我有很多可以依赖的朋友。
② 我很健康。
② 我工作很努力。
④ ……

Ⅸ　检验你的思想

为了改变你的情绪，你需要思考什么在控制它。很多人都相信我们的情绪会被事件所控制，事实上是我们对事件的信念或思想在影响我们的情绪。你是否考虑过你自己的思想会影响你的感受呢？

回想一下我们之前提过的 ABCDs 理论。

Ⅹ　发展一种健康的生活方式

通过使用健康的活动来管理压力，你已经向健康的改善前进了很大的一步。这里有一些其他的方法可以帮助你过上更加健康的生活。它们看起来是不是要迈出很大的一步呢？记住当你准备好的时候，你可以使用帮助你管理压力的相同的方法来开始新的、健康的行为。

看看下面这些方法中是否可以改善你的幸福感？

① 在个人满意的水平上保持愉快的活动（打电话、打游戏、看你喜欢的电视节目、读报纸、志愿者活动）。

② 每周至少有三天时间进行体育锻炼。

③ 减少不健康的饱和脂肪和代脂的摄入量。

④ 多吃蔬菜和水果。

⑤ 从饮食中取消咖啡因和高糖食物。

⑥ 练习放松活动。

⑦ 每周至少冥想一次。

⑧ 提前 15 分钟睡觉。

如果你失败了，每天没有花至少 20 分钟的时间进行健康的活动来管理压力，你会对自己很失望，而且想要放弃了。不要为回复到原来的状态而失望。你过去可以管理压力，那么你现在也可以。对其他尝试管理压力的人的研究表明快速地回到这条路上是非常重要的。关键是要做到：

① 把你的失败当做一个暂时的挫折，而不是一个失误。

② 提醒自己有效地管理压力的理由。

③ 提醒自己过去的成功。

④ 回避"真的没什么"效应——一次跌倒不意味着你必须要放弃。

⑤ 把自己看做一个有效的压力管理者，自己只不过是犯了一个错误，而不是要回到不健康的行为上去。回想一下自己作为一个有效的压力管理者的形象。

⑥ 分析哪里出了问题，当作学习的经验。

⑦ 提醒自己要做一个有效的压力管理者，这条路可能会有挫折、会有曲折和转弯。

⑧ 对管理压力做出一个坚定的承诺。

⑨ 问自己是否在环境中做出了很大的改变来帮助自己停留在这条健康的道路上。

⑩ 问自己是否在使用健康的替代行为。

⑪ 问自己你是否改变了过去思考和行动的方式。

⑫ 问自己是否有足够的支持。

你会使用哪种方法呢？

① 指出你处在哪个阶段，回到健康的道路上来。

② 如果你已经再次开始了管理压力，持续这个部分，包括你可能会跳过的任何一步。

③ 如果你现在还没有准备好开始管理你的压力，你可以改变你的压力管理准备答案，回到建议部分。

09 保持成果

祝贺你这么久以来的成就——你已经成功地管理压力达 6 个月了。至少 6 个月前,当你开始管理压力的时候,你已经为更好的健康和更长的生命做了很重要的一个选择。这部分的方法会帮助很多像你一样的长时间坚持他们健康的压力管理活动的个体。这些方法会将管理压力的行动变成一种自动化的习惯,就像你过去不健康的行为一样,让你始终坚持在健康的道路上。你不需要再那么努力地工作,但是你要保持警惕,时刻留意任何意料之外的诱惑物。

Ⅰ 预先计划

为了持续有效地管理压力,你需要控制每天的情景来支持健康的管理压力活动。如果没有预先计划的话,当痛苦的时候,比如搬家、家庭争执、工作接近截止时间、或健康问题,都会促进过去应对压力的老习惯的出现。积极的事件比如庆祝、生孩子和假期也可能会变成压力事件。在这个阶段你可能很难有时间进行压力管理。你可能会惊讶于过去的行为模式竟会有这么强的拉力,因为你过去一直都做的很好。

向前看,为压力的时刻提前做好准备。检查以下在接下来的几个月里你正在经历或将会经历的事情:

(1) 婚礼

(2) 工作繁忙

(3) 重聚

(4) 搬家

(5) 孩子出生

(6) 换工作

(7) 学校测验

(8) 节假日

(9) 结束关系

(10) 退休

(11) 假期

(12) 丢失工作

(13) 经济困难

(14) 孩子毕业

(15) 家庭需求

(16) ……

现在,想象一下自己处于这些情景中,问自己是否可以处理任何一个难以预料的情景,这些情景是否可以引发你去使用不健康的行为来管理压力的想法。预先计划好你将会怎样安排放松的时间。你可以参考之前列出的支持有效的压力管理的清单,来帮助你坚持这条道路,提醒你现在用健康的方式来坚持这条道路。准备好用积极的思想或活动来帮助你应对过去行为模式的拉力。你也可以提前计划更长时间后的压力情景:比如,孩子的青春期、严重的疾病或照看老人。写下你的准备。

Ⅱ　一次跌倒后回到健康的轨道

暂时的失败和永久的挫折不一样。可能有效的压力管理会变得不那么容易,但是你已经做出了决策,而且已经付出了最大的努力。我们应该祝贺你做出了这么大的努力。如果你退缩了,停止了每天至少 20 分钟的健康压力管理活动,那么你将需要跟自己以及自己放弃的冲动对抗,需要通过尽快回到管理压力上来控制你的情况。

与其被动等待导致你失败的危机过去再回到正常的道路上来,不如提醒自己健康的压力管理活动在危机中是最有帮助的。使用它们来帮助你度过这些不幸的情况。继续阅读你会学到更多他人是怎样回归到这条道路上来的。

A:我 2 个月前开始每天进行 20 分钟的冥想。然后我接到了一个新的项目,将冥想的时间减少到了 10 分钟,然后很快,我就停止了。我的头痛又开始每天出现,而且越来越严重了。我意识到我要安排冥想的时间,不管我多忙。因此我午饭后不在午餐室里闲逛,而是找到一个安静的场所进行冥想。

B:过去当我有压力的时候就会吸烟。上周某个晚上,在压力的一天过后我和朋友一起出去,朋友给了我一根香烟,我无法拒绝。在接下来的一天我感到很糟糕。我意识到当我白天有压力的时候,至少有一段时间我需要回避我的烟友。而且我意识到如果我工作后去跑步的话会没那么多压力。

C:很多年了,我每晚都会写日记来帮助我处理白天的事情。当我生下来第三个孩子以后,我忙于照看孩子、丈夫和收拾房子。我难以找到有一分钟给我自己。我开始感到暴躁,沮丧和没有耐心,因为我做的事情都是为了别人,没有一件事是为我。我遗落了我的日记和思维,忘记了自己的感受是多么重要。我决定要寻找一种新的方法来安排我的日记时间,我向我的丈夫寻求帮助,这样我每天至少20 分钟是集中在我身上和练习放松。

D:尽管我是 10 个月前开始用走路来管理压力的,我一直都在和想要吃甜食的冲动做斗争,尤其是当我有压力的时候。上周的某天,我工作遇到了很大的压力,我的车子也坏了,然后我就完全迷失了,我几乎吃掉了一整盒巧克力。但是不仅巧克力没有解决我的问题,而且我感到更有压力了,因为我下班后很难停止暴食。我决定我要使用其他的方法来管理压力。因此我从一个朋友那儿借了一些放松的 CD,它们真的很有帮助。现在我对放松活动已经非常了解了,我可以在任何需要的时候进行。如果我没有时间,那我就进行 5 次深呼吸。这种方法绝对比巧克力更有效。

(1) 哪里出了错?

把每次挫折当做是一次学习的机会,而不是一次感到愧疚的借口。现在我们看看你的失败。问自己发生了什么事情。回到下面的问题。

① 你的失败发生在什么时候?

② 激发事件是什么?

③ 你的挫折带来了什么后果?

④ 你停止进行健康的活动了吗?

⑤ 你开始进行不健康的活动了吗?

仔细地观察你这次失败时的情形可以向你展示:在未来你需要避免什么? 对一个困难的情景你应该做出怎样不同的反应?

花几分钟好好想想下面的问题:① 上一次什么帮助了你? ② 什么阻挡了你的道路? ③ 你想要回避什么? ④ 下一次你对这样的情景会做出怎样不同的反应?

(2) 保持你积极的形象

继续想象自己是一个在改变过程中的人,关注你的成功。你是一个有效地管理压力的人。如果你失败了一次,不要忘记你的成功。一次挫折是改变道路上的迂回之一,很多人都会在其中徘徊,但是大部分人都会让自己再次回到道路上来。继续把自己当做承诺管理压力的人,当做再次准备好行动的人。提醒你自己已经坚持了这么久了,你可以克服这次的挫折。

(3) 保持你的积极思想

你的思想和对自己说的话会影响你的行为和你的情绪。消极的想法会带来问题。采取行动来改善幸福感的人对于每个消极念头都有 4 个积极的想法来应对。想一想你告诉自己的话,确保你通过使用积极的想法在你的思想上保持了一个积极的平衡。你会使用下面哪种积极的想法呢?

① 是的,压力管理可能是一个麻烦,但是至少每个麻烦有 2 个好处。

② 是的,压力管理很花时间和精力,但是回报值得这种付出。

③ 是的,压力管理意味着我需要预先计划,但是这让每天变得越来越简单。

④ ……

如果你和周围的人都把改变当做理所当然的事情,那你不可以停止思考有效的压力管理所带来的各种好处,这是驱使你进步的原因。你可能会忘记没有有效管理压力的风险。这可能会给你带来反弹。不断地检查你的改变所带来的好处，检查你的思想。保持一个积极的平衡，你将会持续保持你的积极改变。

Ⅲ　保持使用健康的替代物

你可能现在已经是使用健康的替代品方面的专家了。一直在保持健康活动的其他"压力管理者"们，当遇到偶然的事情导致错过了每天 20 分钟的压力管理活动，或者当他们退回到老的、不健康的习惯时，仍然在持续使用这种策略。阅读下面的内容你会发现他们是怎么做到的：

A：当我开始思考我没有时间使用健康的活动来管理压力的时候，我提醒自己开始进行压力管理的所有理由。我记得我的医生是多么担忧我的健康，我听到每个人跟我抱怨我的情绪时我是多么地疲惫，我是多么地压抑，我过去有多少次头痛。这是为什么我会坚持的原因。

B：过去当我有压力的时候，我习惯吸烟。我现在有压力的时候偶尔还是会有想要抽烟的冲动。但是我会提醒自己吸烟正在损害我的健康，而且吸烟也没有让压力感减少。事实上，有时候它会让我更加急躁。所以现在当我有压力想要吸烟的时候，我会出去走 10 分钟。

C：当我有压力时，放松真的比饮食有效果多了，前者可以帮助我更加有效地管理压力，而且我体重也减轻了，但是仍有些时候，冰淇淋看起来就像固定在了糟糕的白天。当有那种想法的时候，我会提醒自己额外的卡路里会增加我随后减肥的压力。我告诉自己冰淇淋并不能解决我的问题，也不能给我带来放松后的那种良好的感觉。

D：当我发现工作的截止时间快要到了的时候，我第一个冲动就是跳过我的午餐时间来获得更多时间。但是我提醒自己如果我花一点时间出去走走的话会更加有效率，而且注意力会更集中。

记住，这些冲动给了你尝试新的事物的机会而不是回到不健康的习惯，比如过度饮食、吸烟或酗酒。

Ⅳ　奖励自己

其他人是否已经忘记了你是多么辛苦地坚持有效的压力管理？你是否也把自己的努力当做理所当然了？我们想要鼓励你去奖励自己这么长时间来的努力。可能下面这些故事会启发你去奖励自己：

A：我今天要庆祝自己成功地坚持了 6 个月的有效压力管理活动。为了庆祝这个纪念日，我的丈夫和我已经制定了一周的远行爬山计划。现在我开始管理我的压力,我可以比以前更加放松和享受没有工作的时间。

B:我一年前开始有效地管理压力。每个月,在我开始的那个纪念日的时候,我会写下从我开始进行每天 20 分钟的压力管理后,我的健康和生活改变的所有方面。看到自开始管理压力以来自己好的变化真的是一个很大的奖励。

C:我 2 年前开始有效地进行压力管理。为了庆祝我的开始时间,每年我都会向中国癌症协会捐款。通过管理压力,我减少了癌症的风险。我很感激。

D:我 3 年前开始有效地压力管理。在我开始时间的周年纪念日,每年我都会更新艺术中心的季票。这是我最喜欢的活动之一。这是我应得的。

E:我 4 年前开始有效地管理压力。每年的周年纪念日,我都会提醒自己如果我没有开始管理压力的话,那么心脏病的家族史还会在我这一代延续。没有任何奖励能胜过这个了。

F:我 5 年前开始有效地管理压力。对我来说,最大的奖励是从我开始管理压力后,医生在每年体检的时候提醒我我的心脏是多么的健康。

在未来的日子里,你会给自己什么样的庆祝呢?

Ⅴ 从朋友那儿获得一些帮助

现在你已经坚持有效的压力管理一段时间了,你可能不需要像开始的时候那样依赖其他人了。但是你仍然需要一些支持,尤其是当你经历了一次失败,努力想要回到这条道路上来的时候或者面对一个非常有压力的情况。开始管理压力时给予最大帮助的人如果一直都在你身边的话,那实在是太棒了。但是如果你需要不同的支持,那可能需要找一些新的人加入到你的支持队伍中。

Ⅵ 从现在起

在接下来的几个月或几年里,当你坚持在这条路上,并需要帮助的时候,你可以使用这个手册。最后,我们希望有效的压力管理可以变成你生活的一种习惯。

祝你有一个健康的人生!